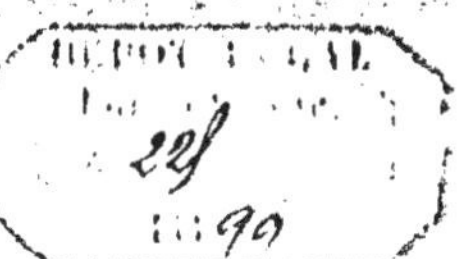

ESSAI

SUR

LA TUBERCULOSE

DE

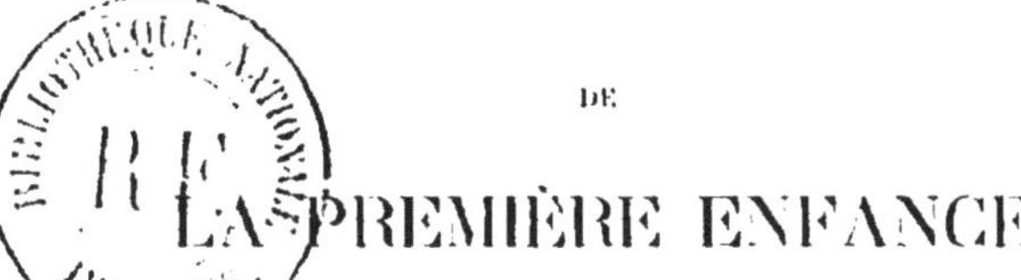

LA PREMIÈRE ENFANCE

(La porte d'entrée principale du bacille. — Sa localisation primitive dans les ganglions.)

PAR

Le Dr Costa CONSTANTINOVITCH

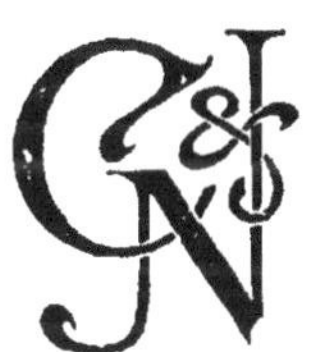

PARIS
GEORGES CARRÉ ET C. NAUD, ÉDITEURS
3, RUE RACINE, 3

1899

ESSAI

SUR

LA TUBERCULOSE

DE

LA PREMIÈRE ENFANCE

(La porte d'entrée principale du bacille. — Sa localisation primitive dans les ganglions.)

PAR

Le Dr Costa CONSTANTINOVITCH

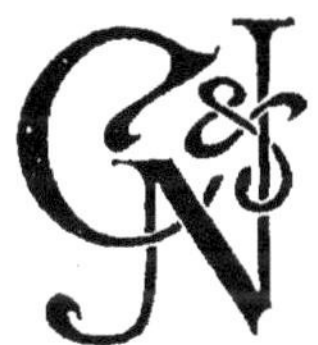

PARIS
GEORGES CARRÉ ET C. NAUD, ÉDITEURS
3, RUE RACINE, 3

1899

A MON PÈRE ET A MA MÈRE

A MES FRÈRES

A MON MAITRE

M. LE DOCTEUR COMBY

MÉDECIN DE L'HÔPITAL DES ENFANTS-MALADES

A MON PRÉSIDENT DE THÈSE

M. LE PROFESSEUR DEBOVE

MEMBRE DE L'ACADÉMIE DE MÉDECINE
MÉDECIN DE L'HÔPITAL BEAUJON
OFFICIER DE LA LÉGION D'HONNEUR

AVANT-PROPOS

L'étude de la tuberculose de la première enfance a déjà fait l'objet de nombreux et éminents travaux portant sur sa symptomatologie, son évolution clinique, sa prophylaxie. Il pourrait donc sembler téméraire que, à notre tour, nous essayions d'envisager cette question. Cependant nous avons cru bon de signaler quelques aperçus qui, sans être absolument nouveaux, ne sont pas encore de notion courante.

En effet, nous inspirant des idées de notre maître, M. le Dr Comby, qui nous a donné l'idée de notre thèse, et ne nous a ménagé, pour la mener à bien, ni ses encouragements, ni ses conseils, nous croyons utile de mettre en évidence un certain nombre de points : la fréquence de la tuberculose chez le jeune enfant, son mode spécial de transmission, sa localisation anatomique primitive.

Nous insisterons particulièrement sur la transmission par inhalation. C'est par la voie respiratoire que se fait l'infection le plus souvent : le crachat desséché et les poussières contenues dans les salles de tuberculeux sont absorbés par la respiration et viennent se localiser, d'emblée et primitivement, sur les ganglions péri-trachéaux et péri-bronchiques. Les observations qu'a bien voulu mettre à notre disposition notre maître, M. Comby, les autopsies auxquelles nous avons assisté dans son service, nous montrent, en effet, que souvent les ganglions médiastinaux sont seuls frappés, le parenchyme pulmonaire étant respecté. En tous cas, il n'y a jamais, ou presque jamais, absence de lésion ganglionnaire.

Nous nous trouvons donc en contradiction formelle avec la *loi d'adénopathie similaire* de Parrot. Il n'y a pas forcément localisation pulmonaire d'abord, puis localisation ganglionnaire. On voit bien plus souvent une localisation ganglionnaire exclusive ou associée à une lésion pulmonaire, celle-ci étant toujours moins avancée anatomiquement que celle-là.

Après avoir mis en relief ces points, nous esquisserons un court exposé clinique et nous déduirons notre traitement prophylactique du fait de la transmission par inhalation.

Nous ne voulons pas quitter les hôpitaux de Paris, sans adresser un souvenir reconnaissant à tous les maîtres qui ont bien voulu nous accepter dans leurs services.

MM. les Drs Letulle et Rigal, agrégés, ont guidé nos premiers pas dans la science médicale.

M. le Dr Gérard-Marchant et M. le Dr Lejars, agrégé, nous ont initié à la chirurgie. Nous leur en garderons une éternelle reconnaissance, et, à la reconnaissance de l'élève nous joindrons celle du malade pour son médecin en ce qui concerne M. Gérard-Marchant, qui nous a soigné pendant notre maladie.

Nous avons ensuite été dans le service de M. le Dr Siredey qui a été non seulement un maître mais un ami pour nous et que nous remercions bien sincèrement de son extrême bienveillance et de l'intérêt qu'il nous a porté.

M. le Dr Balzer et M. le Dr du Castel nous ont aussi initié à deux branches de la médecine un peu spéciales : la syphiligraphie et la dermatologie. Nous avons écouté avec recueillement leurs bonnes leçons et nous devons attribuer à l'excellence de leur enseignement le profit que nous en avons pu retirer.

Nous ne voulons pas quitter l'hôpital des Enfants-Malades sans remercier M. le Dr Sevestre pour ses bonnes leçons sur la diphtérie, et M. le Dr Moizard pour la bienveillance avec laquelle il nous a toujours accueilli dans son service.

Nous devons aussi exprimer notre reconnaissance à M. le Pr Pinard, chez lequel nous avons étudié l'obstétrique et dont nous n'oublierons jamais les excellents préceptes et les attrayantes leçons.

M. le Dr Castex nous a enseigné la clinique des maladies du nez, de la gorge et de l'oreille et M. le Dr F. Bezançon, chef de laboratoire à la Faculté, nous a guidé dans l'étude de la bactériologie. Nous sommes heureux de leur exprimer ici tous nos remerciements.

M. le Dr Comby nous a donné l'idée de notre thèse. C'est dans son service de l'hôpital des Enfants-Malades que nous avons pu recueillir les matériaux de notre travail. C'est lui qui nous a appris à connaître la pathologie infantile, et à en pratiquer soigneusement l'étude. Nous n'oublierons jamais sa bienveillance à notre égard, et nous lui offrons ici l'expression sincère de notre respectueuse reconnaissance.

Que M. le Pr R. Blanchard, membre de l'Académie de médecine, veuille bien recevoir l'expression de notre profond et reconnaissant respect pour l'accueil bienveillant que nous avons toujours trouvé auprès de lui.

Nous remercions M. le Pr Debove du grand honneur qu'il nous a fait en acceptant de présider cette thèse.

CHAPITRE PREMIER

LA FRÉQUENCE DE LA TUBERCULOSE DANS LA PREMIÈRE ENFANCE

Plusieurs auteurs classiques sont d'accord pour déclarer que la tuberculose est rare chez les enfants âgés de moins de deux ans et surtout au-dessous d'un an.

Cette rareté de la tuberculose de la première enfance a été admise pendant longtemps. C'est là une erreur, et, aujourd'hui, surtout depuis les travaux de M. le Pr Landouzy (1), elle est battue en brèche par la majorité des médecins qui s'occupent de pathologie infantile.

Parmi les premiers, Papavoine, Rilliet et Barthez, Bouchut, Legendre, M. Hervieux et d'autres ne croient pas à la fréquence de la tuberculose à cet âge-là. Mais Trousseau est d'avis opposé. « La tuberculisation, dit-il dans ses Cliniques (2), n'est jamais plus fréquente que dans les premières années de la vie... Malheureusement, le diagnostic de la tuberculose pulmonaire est bien autrement difficile à établir chez les sujets du jeune âge que chez les autres. »

---

(1) Landouzy. *In Bull. de la Soc. méd. des hôp.*, 1886, et travaux communiqués aux Congrès pour l'étude de la tuberculose (1888 et 1891).

(2) Trousseau. *Clin. méd. de l'Hôtel-Dieu*, 2e éd., t. I, p. 597.

Parrot, adversaire de la fréquence au début, s'est converti plus tard.

Voici d'ailleurs quelques chiffres :

Sur 996 autopsies d'enfants de 0 à 5 ans, M. Hervieux ne trouve que 31 tuberculeux dont 18 âgés de moins de *deux ans*. Ces 18 cas se répartissent de la façon suivante :

AGE	TUBERCULEUX
De 0 à 15 jours.	2
De 15 jours à 4 mois..	0
De 4 mois à 1 an.	8
De 1 an à 2 ans.	8

Donc 10 cas seulement pour les enfants au-dessous d'*un an*.

M. Frobelius (1) a réuni tous les cas de tuberculose observés, de 1874 à 1884, sur les enfants âgés de 1 à 4 mois et soignés à l'hôpital d'enfants de Saint-Pétersbourg.

Pendant cette période de 10 ans, il a été admis 91,370 enfants, dont 18,569 sont morts et parmi lesquels il n'y a eu que 416 tuberculeux, ce qui représente un taux de de 0,4 pour 100.

Dans la dernière édition de leur Traité (2), Barthez et Sanné donnent les chiffres suivants :

AGE	TUBERCULEUX	NON-TUBERCULEUX
De 1 an à 2 ans et demi. . .	47	79
De 3 ans à 5 ans et demi. . .	107	70
De 6 ans à 10 ans et demi. . .	107	37
De 11 ans à 15 ans.	53	25

(1) Frobelius. *Article in Jahrbuch für Kinderheilkunde*, t. XXIV 1886, fasc. 1, 2.

(2) Barthez et Sanné. Traité clinique et pratique des maladies des enfants, 3e éd., t. III, 1891.

Donc, ici, la plus grande fréquence de la tuberculose est entre 6 ans et 10 ans 1/2 (107 tuberculeux contre 37 non tuberculeux) ; la plus petite entre 1 an et 2 ans 1/2 (47 tuberculeux contre 79 non tuberculeux).

Pour Schwer, la tuberculose n'existe pas dans les premières semaines de la vie, mais elle augmente très rapidement à partir du troisième mois, et la mort par tuberculose des enfants de la première enfance (0 à 2 ans), est sensiblement élevée. Voici sa statistique (1) :

AGE	ENFANTS OBSERVÉS	MORTS DE TUBERC.	P. 100
Mort-nés.	94	0	0
De 1 jour à 4 semaines. . .	169	0	0
De 5 à 9 semaines. . . .	123	1	0.8
De 3 à 5 mois.	144	15	10.4
De 6 mois à 1 an. . . .	160	28	17.5
De 1 à 2 ans.	188	49	26

M. le Pr Landouzy, à qui revient l'honneur d'avoir, le premier, établi la notion de fréquence de la tuberculose chez les jeunes enfants, a trouvé la tuberculose dans un tiers des autopsies relatives aux enfants au-dessous de 2 ans (2).

M. Queyrat, dans sa thèse inaugurale (3), arrive aux mêmes résultats. Pendant l'année 1885, à la crèche de l'hôpital Tenon, il lui a été donné d'observer *onze cas* de

(1) SCHWER. *Inaugural Dissertation in Allgemeine Medicinische Central-Zeitung*, n° 6, 1886.

(2) LANDOUZY. *Soc. méd. des hôp.*, 1886. — *Rev. de Médec.*, 1886. — *Congrès pour l'étude de la tuberculose*, 1888. — *Ib.*, Fréquence de la tuberculose chez les enfants du premier âge, 1891, p. 343.

(3) QUEYRAT. Contribution à l'étude de la tuberculose du premier âge. (*Thèse*, Paris, 1886.)

tuberculose chez les enfants dont le plus âgé avait 23 mois et le plus jeune 3 mois.

Au cours de cette année les admissions ont été au nombre de 339, il y a eu 61 décès et on a fait 35 autopsies. La tuberculose a été constatée sur 11 enfants.

Ce qui donne, par conséquent, pour la tuberculose une proportion de plus de 1 : 3 pour les autopsies et de plus de 1 : 5 pour les décès.

M. le Pr Lannelongue (cité par Straus) sur 1005 cas de tuberculose chirurgicale des enfants de 0 à 15 ans a relevé :

AGE	CAS
9 semaines et au-dessous. . . .	10
2 à 6 mois.	17
6 mois à 1 an.	60

M. le Pr Hutinel (1) a trouvé, en 1890, sur 102 autopsies d'enfants âgés de moins de 1 an, 4 cas de tuberculose, le plus jeune enfant ayant 2 mois et demi (les autres : 5, 6 et 7 mois). En 1891, sur 150 autopsies faites avant le mois de juillet, il y avait 118 enfants au dessous de 1 an et encore 4 seulement étaient tuberculeux, le plus jeune d'entre eux étant âgé de 41 jours (granulations fines à un sommet).

En réunissant ces deux chiffres nous arrivons à 8 tuberculeux sur 220 enfants au-dessous de 1 an, soit 3,63 p. 100. « Et après la première année, fait remarquer M. le Pr Hutinel, la proportion est bien différente : le tiers des enfants de 1 à 2 ans est tuberculeux ».

---

(1) Hutinel. La tuberculose héréditaire et la tuberculose du premier âge au Congrès pour l'étude de la tuberculose humaine et animale, 1891, p. 344.

M. Simon (de Nancy) (1), sur 100 décès d'enfants en a eu 22 dus à la tuberculose.

Du 1er février au 31 décembre 1890, à la crèche de l'hôpital Tenon, M. Aviragnet (2) a pratiqué 15 autopsies de tuberculeux sur un chiffre total de 69 morts. Quant à l'âge de ces 15 enfants nous trouvons les rapports suivants :

AGE	ENFANTS
3 mois.	3
4 mois et demi. . . .	1
10 mois.	2
1 an.	1
16 mois.	1
19 mois.	1
21 mois.	1
22 mois et demi. . . .	1
23 mois.	1
2 ans.	3

M. Comby (3), dans sa communication au congrès de Montpellier, s'exprime ainsi : « On a beaucoup disserté sur la fréquence de la tuberculose pulmonaire dans les premières années de la vie : les uns l'ont niée, les autres l'ont affirmée. Ayant eu, pendant l'année 1897, la charge de la crèche de l'hôpital des Enfants-Malades, j'ai relevé très exactement les lésions tuberculeuses rencontrées au cours de toutes les autopsies que j'ai faites. Sur 211 enfants, de 0 à 2 ans, ayant succombé à l'athrepsie, à la gastro-entérite, à la broncho-pneumonie, etc., j'en ai trouvé

(1) Simon. *Rev. Méd. de l'Est*, 1891 et 1892.

(2) Aviragnet. De la tuberculose chez les enfants. (*Thèse*, Paris, 1892).

(3) Comby. Congrès de Montpellier, avril 1898 et *in Archives de Médecine des Enfants*, n° 5, 1898, p. 279.

183 indemnes de tuberculose et 28, soit 13,27 p. 100 nettement tuberculeux. Donc, de cette statistique recueillie dans les conditions habituelles de la pratique hospitalière dans les grande villes, il est permis de conclure que sur 100 enfants de 0 à 2 ans morts à l'hopital, un peu plus de 13 sont entachés de tuberculose. »

Voici maintenant le tableau qu'en a dressé M. Comby suivant les âges :

AUTOPSIES	AGE	NON-TUBERC.	TUBERC.	P. 100
211	0 à 2 ans.	183	28	13,27
72	0 à 3 mois.	72	0	0
53	3 à 6 mois.	49	4	7,54
57	6 à 12 mois.	44	13	22,80
29	1 à 2 ans.	18	11	38

Puis il continue : « Résumant ces données numériques et ne considérant que les enfants de 0 à 1 an, nous trouvons pour 182 autopsies, 17 tuberculeux, soit 8,93 p. 100, proportion supérieure de plus du double à celle de M. Hutinel (différence de milieu sans doute), mais très inférieure à celle des enfants de 1 à 2 ans qui ont été trouvés tuberculeux près de 38 pour 100 ».

« Ces chiffres, ajoute-t-il, pourront varier d'un observateur à l'autre, au hasard des séries et des milieux, ils pourront même varier d'une année à l'autre dans le même milieu et chez le même observateur, mais toujours ils attesteront l'extrême rareté de la tuberculose dans les premiers mois, son extrême fréquence dans la seconde année ».

Simmonds, Swer et Boltz, cités par Straus, ont relevé à l'Institut anatomique de Kiel, sur 1438 autopsies d'enfants au-dessous de 1 an 64 fois la tuberculose, soit 4,5 pour 100.

Également cité par Straus, Bollinger (de Munich) a trouvé ce qui suit :

o à 1 an — 49 autopsies — 3 tuberculeux — 6,1 p. 100.

Enfin, notre maître M. Comby, a bien voulu nous autoriser à publier, dans ce travail, les chiffres relatifs au mouvement de la crèche de l'hôpital des Enfants-Malades, dont il a la direction depuis le 1er janvier dernier.

Notre statistique porte donc sur des enfants âgés de moins de 1 an (la crèche ne les recevant que jusqu'à cet âge) pour une période de 6 mois, (du 1er janvier au 1er juillet).

Pendant ces 6 mois nous avons enregistré à la crèche :

323 entrées. . . { garçons 171
filles 152, et

145 décès. . . { 83 pour les garçons
62 pour les filles.

Sur ces 145 autopsies la tuberculose a été constatée 18 fois, soit un peu plus de 12 pour 100, chiffre presque de moitié inférieur à celui de M. Comby pour toute l'année 1897 et à la même crèche.

Ces 18 cas de tuberculose se répartissent, suivant l'âge, de la façon suivante :

AGE	CAS
De o à 3 mois.	0
De 3 à 6 mois.	6
De 6 mois à 1 an.	12

Dans la salle de Chaumont, et pendant les mêmes 6 mois, sur 260 filles âgées de 1 à 15 ans il y a eu 37 morts dont 6 par tuberculose, *pour les enfants de 1 à 2 ans*, soit un sixième de tous les décès indistinctement.

Nous avons tenu à citer toutes ces statistiques pour bien fixer, après beaucoup d'auteurs d'ailleurs, ce fait, que la tuberculose est exceptionnelle dans les premiers mois de la vie (les *trois* premiers mois plus spécialement), mais qu'elle est d'une fréquence beaucoup plus grande que ne le croyaient les anciens auteurs dans la première enfance (de 3 mois à 2 ans).

Son maximum de fréquence est entre 1 an et 2 ans (38 pour 100 dans la statistique de M. Comby), ce qui revient à dire que, pour cet âge, il y a *plus d'un tiers* de tuberculeux. Ce chiffre est supérieur à celui des adultes tuberculeux qui ne s'élève qu'à un cinquième ou un sixième.

D'autre part, l'extrême rareté de la tuberculose des premiers mois qui suivent la naissance plaide en faveur de la contagion et contre l'hérédité de cette maladie.

Quant au *sexe* — et c'est par là que nous terminons ce chapitre — il résulterait que les filles sont, dans une proportion légèrement supérieure, plus sujettes à la tuberculose que les garçons. C'est l'opinion de Papavoine; c'est aussi celle de Barthez et Sanné qui trouvent que, sauf pour les trois premières années, les garçons sont moins souvent tuberculeux que les filles. Laënnec émettait le même avis pour l'âge adulte.

83 garçons et 62 filles autopsiés nous ont donné 18 cas de tuberculose : 9 pour les filles et 9 pour les garçons, soit 14,50 pour 100 pour les premières et 10,84 pour 100 pour les seconds.

CHAPITRE II

HÉRÉDITÉ

HÉRÉDO-CONTAGION. — HÉRÉDO-PRÉDISPOSITION

On peut devenir tuberculeux de plusieurs façons, mais, au fond, il n'y a que deux modes principaux de propagation de cette terrible maladie : ce sont l'hérédité et la contagion. Encore, le rôle du premier de ces modes est-il singulièrement restreint, comme on le verra un peu plus loin. Tantôt la tuberculose est transmise en héritage par les parents, tantôt, au contraire, elle est d'origine extérieure, extra-utérine, c'est-à-dire acquise : ici, c'est la contagion, là, l'hérédité.

D'après le plan que nous avons tracé du sujet, nous consacrerons un chapitre spécial à chacune de ces deux questions.

On a beaucoup écrit sur l'hérédité de la tuberculose ; cependant il ne semble pas, jusqu'ici, que la question, où nous trouvons du reste tant de controverses, ait reçu une solution définitive. D'autres recherches seront selon toute vraisemblance nécessaires pour élucider entièrement ce point qui a tant passionné les cliniciens et les expérimentateurs dans l'étude de la tuberculose.

Nous ne nous proposons pas de faire ici ni l'historique

complet ni l'exposé de tous les travaux publiés dans des livres spéciaux ou dans des périodiques. Nous ferons en grandes lignes l'exposé de la question, nous pressant d'arriver au mode de contamination le plus habituel, à la contagion par les voies respiratoires.

Déjà Hippocrate affirmait l'hérédité de la tuberculose : « un phtisique naît d'un autre phtisique ». Aujourd'hui, elle est admise sans conteste, et dans son Traité le regretté Pr Straus (1) a écrit : « S'il est une notion solidement établie en médecine, c'est celle de l'hérédité de la tuberculose. » M. Marfan s'exprime dans les mêmes termes (2). Seulement il est difficile de se prononcer sur le degré de fréquence de cette tuberculose héréditaire comparativement à la tuberculose acquise qui est, elle, à cette heure, universellement (ou à peu près) reconnue et acceptée. D'autre part, il n'est guère plus facile de faire pour certains cas la part de l'hérédité et de la contagion, de telle sorte que l'interprétation de ces cas dits de tuberculose héréditaire est des plus malaisées. La maladie est-elle alors due à l'hérédité ou faut-il la rattacher à la contagion, quoique les apparences soient pour la première (hérédité simulée de Straus) ?

Personne ne nie le rôle important joué par l'hérédité dans la tuberculose, mais on n'est pas d'accord sur la façon dont elle se manifeste.

Il y a deux manières différentes d'hériter de la tuberculose. Ou bien les enfants de phtisiques apportent en venant au monde, par l'intermédiaire de la semence

---

(1) J. Straus, La tuberculose et son bacille, 1895.
(2) *Traité de médecine*, t. IV, p. 581, 1893.

paternelle ou du sang maternel à travers le placenta, le germe même de la maladie : c'est l'*hérédité directe vraie, l'hérédité de graine*, suivant l'heureuse expression de M. le Pr Landouzy : c'est comme on l'a encore appelée, l'*hérédo-contagion*. Ou bien les enfants héritent de leurs parents d'un ensemble d'attributs physiques, chimiques et dynamiques qui les prédisposent simplement à la tuberculose ; c'est l'*hérédité de terrain* ou *hérédo-prédisposition*.

Dans le premier cas, les enfants ont dans leurs organes des bacilles de Koch ou les lésions qu'ils ont produites. Dans le second ils sont *aptes* à cultiver très facilement ce même bacille de la tuberculose : ils sont, en un mot, *candidats* à la tuberculose, ils sont *tuberculisables*. M. le Pr Bouchard a ainsi formulé cette hérédité indirecte : « C'est en un mot la tuberculose en expectation, en possibilité et non en nature, que les parents transmettent à leurs enfants. »

Laënnec admettait l'hérédité ou, du moins, la prédisposition héréditaire et insistait là-dessus. Pour certains cas, cependant, il faisait des réserves, mais il est clair pour tout le monde aujourd'hui que les cas visés par Laënnec étaient dus à la contagion. D'ailleurs voici ses propres termes : « Une expérience trop habituelle prouve à tous les praticiens que les enfants des phtisiques sont plus fréquemment attaqués de cette maladie que les autres. Cependant, il est heureusement à cet égard de nombreuses exceptions : on voit assez souvent des familles dans lesquelles un ou deux enfants seulement deviennent phtisiques à chaque génération. D'autre côté on voit quelquefois détruites par la phtisie pulmonaire des familles nombreuses dont les parents n'ont jamais été atteints de cette maladie » (1).

L'hérédité a été diversement envisagée par différents auteurs. Les uns ne donnent, dans leurs statistiques, que l'hérédité directe, c'est-à-dire celle du père ou de la mère; d'autres admettent que l'hérédité peut franchir plusieurs générations, comme d'autres encore croient à l'hérédité collatérale. Pour Hérard, Cornil et Hanot, la phtisie est héréditaire même lorsqu'elle ne frappe que plusieurs enfants, alors que les parents n'ont rien ou ont succombé à une autre maladie. L'explication qu'ils donnent de ces faits est celle-ci : c'est une disposition que les enfants ont apportée en venant au monde, et dont ils ont hérité de leurs grands parents, peut-être de leurs parents, mais chez ces derniers la diathèse serait restée latente.

On s'expose de cette façon à étendre considérablement le domaine de cette hérédité, surtout lorsqu'il s'agit d'une maladie aussi répandue qu'est la tuberculose.

Hérédité directe, hérédité de graine. — L'hérédité directe est aujourd'hui acceptée par la plupart des cliniciens, quoiqu'elle ait été ignorée pendant longtemps. A l'heure actuelle, il existe dans la science un certain nombre de faits de tuberculose congénitale indéniables et absolument positifs. Ils sont suffisamment probants pour entraîner la conviction au sujet de l'hérédité de graine; donc la bacillose fœtale existe, mais elle est rare, si rare qu'elle est exceptionnelle. Nous l'admettons quoiqu'elle soit peu fréquente, parce qu'il existe des faits qui la démontrent.

---

(1) Traité de l'auscultation médiate (Ed. de la Faculté, 1879, p. 425).

Baumgarten est partisan de cette hérédité directe. Il est très chaud défenseur de cette doctrine qu'il aurait tendance à généraliser beaucoup plus qu'elle n'y a droit. Pour Baumgarten, le bacille infecterait l'ovule par le sperme du père avant la fécondation (infection fœtale) ou du fait même de la fécondation (infection par conception) ou bien, et le plus souvent, le bacille serait transmis par le sang maternel à travers le placenta (hérédité parasitaire). « Dans tous les cas, écrit-il, le nombre des bacilles pénétrant dans le corps du fœtus serait très petit, tellement restreint que les lésions tuberculeuses au moment de la naissance font totalement défaut » (1).

Donc, pour Baumgarten, il n'y a pas de tuberculoses acquises, il n'y a que les tuberculoses héréditaires, seulement le bacille reste à l'*état latent* pendant plus ou moins longtemps.

Verneuil, qui a donné à cette tuberculose latente le nom de *microbisme latent*, allait plus loin et admettait qu'elle pouvait rester latente toute la vie, ne se transmettre qu'à la génération suivante, ou même sauter plusieurs générations (2).

Baumgartem trouve l'explication de sa théorie dans une résistance spéciale dont seraient doués les tissus du fœtus et du nouveau-né vis à vis du bacille de Koch.

Cette façon de voir les choses est en contradiction avec les allures mêmes de la tuberculose infantile. Chez

---

(1) Baumgarten : Ueber latente tuberkulose. (*Samm. klin. Vort. von Volkmann*, 3 mai 1882).

(2) Verneuil, *Bulletin de l'Académie de médecine*, 3 avril 1886. Du parasitisme microbique latent.

les enfants la diffusion des lésions tuberculeuses est la règle. Nous l'avons trouvée affirmée presque par tous les auteurs, et un coup d'œil jeté sur le tableau que nous reproduisons plus loin en fait également foi.

D'un autre côté, les inoculations qu'a faites Pasteur à de jeunes cobayes avec des virus atténués ont prouvé juste le contraire de ce qu'affirme Baumgarten (1). Puis, Sanchez-Toledo et ensuite Straus ont montré par des expériences qu'au contraire la tuberculose se généralisait rapidement chez les jeunes animaux.

Donc, au nom de la clinique et de l'expérimentation, la théorie de Baumgarten ne repose sur aucun fait. C'est une vue de l'esprit très ingénieuse, mais malheureusement en contradiction avec l'observation.

D'aucuns ont pensé qu'on pouvait invoquer en faveur de l'hérédo-contagion, la fréquence de la tuberculose chez les tout jeunes enfants (Hutinel relate l'observation d'un enfant de 86 jours : mère *indemne*, tuberculose pulmonaire très avancée chez l'enfant). Cette nouvelle interprétation est due à Cnopf (2) et Goldschmidt (3), mais elle nous semble erronée, car, en cherchant bien le début de l'infection, on arrive toujours à trouver dans l'entourage une source de contagion. C'est à cette forme-là de contagion que Straus a donné le nom d'*hérédité simulée*.

---

(1) FIRKET. Étude sur les conditions anatomiques de l'hérédité de la tuberculose. *Revue de médecine*, 1887, n° 1.

(2) CNOPF. Ueber Tuberkulose im kindesalter. *München Med. Wochensch* n° 39 et 40, 1893.

(3) GOLDSCHMIDT. Zur kasuistik der Tuberkulose im kindesalter. *Münch Med. Wochen.* n° 52, 1893.

Du reste Cnopf et Goldschmidt sont sur ce point en désaccord avec des auteurs tels que M. le Pr Debove ou Strauss, M. le Pr Hutinel, M. Comby et d'autres. M. Avi-ragnet trace ces lignes : « D'ailleurs un cas de contagion indéniable observé par nous sur un bébé de 3 mois, né d'une mère morte de ramollissement cérébral (pas de tuberculose à l'autopsie), élevé depuis sa naissance dans nos salles avec du lait stérilisé nous a montré, avec la possibilité d'une contagion précoce (par les voies respiratoires) la rapidité d'évolution et d'extension des lésions tuberculeuses acquises. D'autre part, bon nombre de cas de tuberculose de la toute première enfance s'observent assez fréquemment chez des enfants issus de parents sains (Demme, Straus, Wassermann). Ce n'est donc pas sur le jeune âge des enfants qu'on doit se baser pour démontrer l'hérédité directe » (1).

La tuberculose congénitale n'est pas davantage prouvée par la tuberculose des ganglions lymphatiques de la peau, des os, etc., sans lésions pulmonaires concomitantes, l'expérimentation en ayant démontré la possibilité.

Faits cliniques et expérimentaux positifs. — Au cours d'une discussion à l'Académie de Médecine, en 1825, plusieurs membres déclarèrent avoir observé des cas de tuberculose congénitale. Mais, comme l'a dit avec raison Straus dans son livre sur la tuberculose, ces faits anciens de tuberculose congénitale relatés par divers auteurs, entre autres Husson, Chaussier, Dupuy, Laënnec, Andral,

---

(1) AVIRAGNET, Traité de GRANCHER et COMBY, t. I, p. 764. *Thèse inaugurale*, obs. VII, p. 117.

Rilliet et Barthez sont trop peu détaillés et trop incomplets pour être acceptés sans de grandes réserves.

Pour Rayer, les lésions tuberculeuses sont non seulement d'une extrême rareté chez le fœtus, mais il affirme n'en avoir jamais rencontré.

Nous allons passer en revue, par ordre chronologique, les faits connus et positifs de tuberculose congénitale en les résumant aussi brièvement que possible (1).

La première observation publiée est celle de Charrin (de Lyon)(2). Elle date de 1873 et a trait à un fœtus de 7 mois 1/2 dont la mère était morte le dixième jour des couches de tuberculose pulmonaire avec cavernes et généralisation à la rate et aux reins. Le fœtus n'a vécu que 3 jours.

En 1882, Berti (3) publie l'observation d'une enfant née avant terme d'une mère tuberculeuse, âgée de 17 ans. L'enfant, morte 8 jours après sa naissance, avait deux cavernules à la base du bord postérieur du poumon droit. L'examen histologique a confirmé la nature tuberculeuse de la lésion.

Merkel (de Nuremberg(4), en 1884, a observé un enfant né avec un foyer caséifié de la voûte palatine et un autre au voisinage de la hanche. La mère est morte le deuxième jour après les couches de tuberculose miliaire généralisée.

(1) Pour plus de détails voir les excellentes thèses de Kuss (1898), celle de Bolognesi (1895) et celle de Staicovici (1893), toutes trois sur l'hérédité tuberculeuse.

(2) Charrin, in *Lyon méd.*, 1873, n° 14.

(3) Berti in *Bolletino delle scienze mediche di Bologna*, 1882, p. 29.

(4) Merkel. In *Zeitsch für klin. méd.*, p. 559, 1884.

M. le professeur Lannelongue (1) a observé, en 1887 :

1° Un enfant de 2 mois ayant la tuberculose congénitale du testicule ;

2° Un autre enfant de 6 semaines avec une arthrite congénitale du genou droit ;

3° Une petite fille de 1 mois 1/2 : ostéo-arthrite tuberculeuse du genou droit, abcès multiples et tuberculeux ;

4° Abcès tuberculeux multiples chez un enfant de 3 semaines ;

5° Abcès tuberculeux multiples et ostéite tuberculeuse chez un enfant de 16 jours.

Le cas de Jacobi (2) de New-York, observé en 1861 et communiqué au congrès de la tuberculose, en 1891 : il s'agit d'un fœtus de 7 mois, mort-né, dont la mère mourut de phtisie 3 semaines après l'accouchement. Le foie et la rate présentaient de nombreuses granulations. L'examen histologique fut positif.

Schmol et Birch-Hirschfeld publient, en 1891, l'observation suivante : mère morte de tuberculose miliaire aiguë, fœtus né à 7 mois ; le placenta contenait des lésions tuberculeuses avec bacilles. Les inoculations aux animaux avec les organes du fœtus, en apparence sains, furent positives.

M. Sabouraud (3) a observé le fait suivant : la mère présentait une induration des deux sommets avec signes

---

(1) Lannelongue. In Études exp. et cl. sur la Tuberculose, 1887, p. 75.

(2) Jacobi. Congrès de la tuberculose, 1891. *Bulletin médical*, p. 762. 1891.

(3) Sabouraud. Tuberculose congénitale chez une petite fille de 11 jours, *Soc. de biol.*, 17 octobre, 1891, p. 674.

de ramollissement à gauche ; accoucha d'une fille morte le onzième jour après sa naissance. Le foie et la rate étaient parsemés de tubercules. Le bacille de Koch fut trouvé.

En 1892, Baumgarten et Roloff(1) constatent un foyer tuberculeux dans le corps des vertèbres cervicales supérieures chez un mort-né.

MM. Aviragnet et Préfontaine (2) en faisant l'autopsie d'une femme morte de tuberculose miliaire aiguë généralisée, trouvèrent un utérus gravide avec un fœtus de 7 mois.

Le placenta et les organes du fœtus, sains en apparence, donnèrent par inoculations des résultats positifs. Le fait se passait en 1892.

En 1893, Londe et Thiercelin (3) ont obtenu des inoculations positives avec les organes de fœtus nés de mères tuberculeuses.

Lehmann trouve 3 fois la tuberculose placentaire et une seule fois la tuberculose fœtale.

En 1894, Schmorl et Kockel (4) observent 5 placentas tuberculeux ; une fois, lésions tuberculeuses chez un enfant de 12 jours dont la mère avait une tuberculose de l'utérus.

En 1895, MM. Bar et Renon (5) ont inoculé deux fois

---

(1) Cités par Kuss, *thèse*, 1898.

(2) Aviragnet et Préfontaine, in *Thèse d'Aviragnet*, 1892.

(3) Londe et Thiercelin, Tuberculose congénitale, *in médecine moderne*, 22 avril 1893.

(4) Schmorl et Kockel, in *Ziegler's Beitr. zur pathol. anat.*, 1894, t. XVI, p. 313.

(5) Bar et Renon. *Compt. r. et m. de la Soc. de biol.*, 29 juin 1895.

la tuberculose avec le sang de la veine ombilicale d'enfants nés de mères tuberculeuses.

M. Ausset (1) a publié, en 1896, deux cas. Le premier concerne un enfant chétif, né d'une mère tuberculeuse, mort au troisième jour de sa naissance ; à l'autopsie, on trouve : granulations du foie, de la rate et quelques tubercules caséeux du poumon.

Le deuxième cas concerne un fœtus de 7 mois 1/2 porté également par une mère tuberculeuse et chez laquelle on trouva, à l'autopsie, *la rate et les poumons étant sains*, deux gros nodules tuberculeux du foie et des granulations grises des reins.

C'est à MM. Landouzy et Hip. Martin (2) que revient l'honneur d'avoir pratiqué, les premiers, en 1883, les inoculations aux animaux et d'avoir démontré expérimentalement qu'on peut déterminer, avec le placenta et les organes de fœtus sains en apparence, la tuberculose chez les animaux inoculés.

En 1885, Karth et M. Charrin (3) signalent des résultats positifs, obtenus par inoculation d'un fragment de placenta de phtisique.

Dans l'espèce bovine, il y a également des observations tout à fait démonstratives de tuberculose congénitale, elles sont dues à Johne, Malvoz et Brouvier, Bang, etc...

---

(1) Ausset. In *Bull. méd. du Nord*, 1897. Infections intra-utérines du fœtus.

(2) Landouzy et Martin. In *Revue de méd.*, p. 1004, 1883 (faits cliniques et expérimentaux pour servir, etc.).

(3) Charrin et Karth. *Revue de méd.*, 1885, p. 672.

M. Nocard (1) considère ces cas comme tout à fait exceptionnels.

Faits cliniques et expérimentaux négatifs. — Nous allons signaler maintenant les cas où la tuberculose congénitale d'origine maternelle a été recherchée sans succès.

Rayer, en 1843, est frappé de l'extrême rareté des lésions tuberculeuses chez les fœtus et les nouveaux-nés. « L'homme, écrivait Rayer (2), peut apporter en naissant une disposition héréditaire à la phtisie, mais on ne rencontre jamais de tubercules dans les poumons de fœtus ou de nouveau-nés issus d'individus phtisiques. J'ai été dans le cas, depuis 20 ans, d'examiner les poumons d'un assez grand nombre de fœtus et d'enfants nouveau-nés et je n'ai jamais trouvé de tubercules dans ces organes. »

Pour Virchow, il n'y a pas à prendre en considération les cas rapportés de tuberculose congénitales. « La tuberculose *est essentiellement une maladie de la vie extra-utérine.* » Elle n'est pas héréditaire en tant que maladie, mais en tant que prédisposition (3).

Le promoteur de la virulence de la tuberculose, Villemin n'admet pas, avec Cohnheim, l'hérédité parasitaire directe. Ils comparent dans des travaux personnels la tuberculose congénitale avec ce qui se passe dans la syphilis héréditaire et n'y trouvent que des différences. « L'enfant, écrit Villemin (4), né de parents syphilitiques, est imprégné par le virus, il naît syphilitique, il ne le devient

(1) Les Tuberculoses animales, 1894, (collection Léauté).
(2) Rayer. *Arch. de méd. comp.*, I, 1843.
(3) Virchow. Path. des tumeurs. Trad. franç., t. 3.
(4) Villemin. Études sur la tuberculose, 7e étude : de l'hérédité.

pas : il apporte en venant au monde la maladie dans son essence : la cause ; il est aussi bien syphilitique le premier jour de sa naissance que cinq jours après. »

La tuberculose congénitale étant une exception, il met à la charge de la contagion — et à juste raison — les méfaits de la tuberculose. « C'est, dit-il, la transmission plus ou moins directe d'un germe morbide d'un membre à l'autre, car s'il y a quelque chose d'héréditaire dans la tuberculose, ce ne peut être que l'aptitude plus ou moins prononcée à la contracter. »

Cohnheim ne voit l'hérédité que « *si l'enfant apportait la maladie en venant au monde*... » Il existe sans doute dans la littérature quelques cas de tuberculose du fœtus, mais ils sont tellement rares qu'on pourrait les compter sur les doigts d'une seule main, encore faut-il se demander s'ils sont bien observés et dignes de créance (1). »

Rilliet et Barthez n'acceptent l'hérédité tuberculeuse que dans un septième des cas ; Rufs croit qu'elle existe dans les 5/6 des phtisies.

En 1882, avec la découverte du bacille, la question entre dans une nouvelle phase.

R. Koch serre de très près le problème. Les bacilles tuberculeux ne pourraient exister dans l'organisme, pendant la vie intra-utérine ou extra-utérine sans provoquer plus ou moins rapidement des lésions appréciables. La tuberculose congénitale étant une rarissime exception, le virus n'intervient pas pendant la vie intra-utérine, dans la grande majorité des cas.

---

(1) Cohnheim. Die Tuberkulose von Standpunkte der infectionslehre, 2e éd. 1881. p. 44.

Koch se rattache à l'idée de transmission héréditaire d'une prédisposition.

Les inoculations ne donnent pas les mêmes résultats entre les mains de divers expérimentateurs. Tandis que MM. Landouzy et Martin arrivent aux résultats positifs, Strauss et M. le Pr Grancher ont, en 1889, obtenu des résultats absolument négatifs. Ils rendaient des cobayes femelles tuberculeuses avant et après la fécondation ; les petits, sains en apparence, furent sacrifiés : inoculations encore négatives. Ils font allaiter les cobayes tuberculeuses, mais les petits restent sains.

Nocard, Leyden, Max Wolff et Kurt Jani ont eu, dans leurs expérimentations, des faits tout à fait concordants avec ceux de MM. Straus et Grancher.

Vignal (1) a expérimenté avec les organes de 11 fœtus ou enfants nés de femmes tuberculeuses, et sur 24 cobayes n'a obtenu aucun fait positif.

M. Bolognesi (2), sur 13 inoculations avec des placentas et des organes, a eu 12 insuccès.

Jusqu'ici, nous nous sommes occupé de la tuberculose congénitale transmise par la mère.

En est-il de même de la transmission paternelle ?

MM. Landouzy et Martin ont signalé en 1887 des expériences positives, mais leurs conclusions n'ont pas été confirmées par d'autres expérimentateurs.

Firket (3) ne croit pas qu'un spermatozoïde malade

---

(1) Vignal. La tuberculose est rarement héréditaire. (Congrès de la tuberculose, 1891).

(2) Bolognesi. De l'hérédité de la Tuberculose humaine, *thèse*, 1895.

(3) Firket. De l'hérédité dans la tuberculose. *Revue de médecine*, 1887.

puisse féconder un ovule qui suivrait son évolution normale. D'après A. Hergott, il n'est pas démontré que le bacille passe avec sperme dans l'ovaire, bien que le fait de la transmission directe de la tuberculose soit établi.

Une autre objection, d'ordre clinique, qui plaide contre l'hérédo-contagion, c'est ce fait, que les enfants de souche manifestement tuberculeuse, mais soustraits de bonne heure à ce milieu, ne deviennent pas tuberculeux.

Il est prouvé, par l'observation et la statistique, que la tuberculose est rare dans les orphelinats, et cependant plus d'un de ces pensionnaires est issu de parents tuberculeux, morts plus tard de cette maladie.

Stich, à l'orphelinat de Nuremberg, n'a observé qu'un phtisique sur 100 élèves et pendant 8 ans (V. Deutch, Arch. f. Kl. Méd., 1887, p. 219).

Schnitzlein, médecin de l'orphelinat de Munich, a vu, de 1866 à 1888, 613 enfants (dont 43,59 pour 100 auraient perdu leur père ou mère, et 6,86 pour 100 les deux de tuberculose); depuis 1876, c'est-à-dire pour une période de 12 ans, il n'a pas eu un seul tuberculeux.

M. le Pr Hutinel (1) a provoqué une enquête administrative parmi les enfants de l'Assistance publique de Paris, envoyés en province, c'est-à-dire les enfants dont les parents payent un large tribut à la tuberculose. Sur 18,000 enfants, on n'a trouvé que 15 phtisiques!

Enfin, ce fait, que les cas de tuberculose de la toute

---

(1) Hutinel. Hérédité tuberculeuse et la tuberculose dans le premier âge. Congrès de la tuberculose, 1891, p. 344.

première enfance s'observent assez souvent chez les enfants issus de parents sains, est un autre argument encore contre la tuberculose congénitale.

Demme (cité par Gaertner) a publié une autopsie très instructive à ce sujet. Le thymus d'une petite fille, née de parents sains et morte à 42 jours, présentait trois tubercules contenant des bacilles : tous les autres organes étaient sains. Cette petite fille était nourrie, à partir de l'âge de 3 semaines, avec du lait fréquemment bouilli.

Il rapporte également un autre cas d'un enfant de 4 mois qui présenta à l'autopsie des ganglions mésentériques caséeux et pleins de bacilles. Ses parents étaient absolument sains, mais l'enquête prouva que l'enfant était nourri avec du lait non bouilli et provenant d'une vache tuberculeuse.

Dans son livre, le Pr Straus cite le cas d'un enfant mort à l'âge de 3 semaines à la crèche de la Charité. A l'autopsie on trouva les ganglions bronchiques et mésentériques caséeux, le foie et la rate farcis de tubercules et, en plus, quelques petits tubercules disséminés dans les poumons. Les parents étaient bien portants : la mère était *nourrice* à la crèche.

Il faut également mentionner le cas de Wassermann de cet enfant âgé de 10 semaines. Huit jours après la naissance de l'enfant la mère avait habité, pendant une semaine, chez son frère phtisique avancé et crachant abondamment ; ils avaient couché dans la même chambre.

« Il n'est pas douteux, fait remarquer Wassermann, que si on se livrait à une enquête analogue pour la plupart des cas de tuberculose de la première enfance, l'on parviendrait à mettre en évidence, de la même façon, une source d'infection extra-utérine (1). »

Il en est de même chez les animaux de l'espèce bovine.

Hérédo-prédisposition. — C'est à cette formule qu'arrivent la plupart des cliniciens. C'est pour exprimer cette hérédité de terrain que Peter a employé cette phrase restée célèbre : « On ne nait pas tuberculeux, mais tuberculisable (2). »

En ce qui concerne l'hérédo-prédisposition, les notions sont encore trop vagues et nous avons, d'ailleurs, assez insisté sur la question au cours de ce travail pour avoir le désir de ne pas tomber dans les redites.

Toutefois, nous devons, avant de passer outre, nous demander s'il s'agit bien là d'une aptitude spéciale pour la tuberculisation, ou bien s'il y a un amoindrissement banal de la résistance cellulaire, qui mettra le jeune sujet en état de réceptivité pour toutes les affections microbiennes, qu'il s'agisse du bacille de Koch ou d'un autre micro-organisme (3) ?

Y a-t-il, en un mot, une spécificité pour la tuberculisation ou une aptitude générale à contracter n'importe quelle autre affection ?

---

(1) Wassermann, in *Zeitschrift für Hyg. und Infectionskrankheiten*, Bd. 17, p. 343.

(2) Peter. Leçons de *Clin. méd.*, 2e éd., t. II, p. 187.

(3) MM. Charrin et Roger ont obtenu, en inoculant des toxines bactériennes à des femelles ou à des mâles, des produits de conception chétifs, rabougris et résistant mal aux infections.

M. le Pr Fournier dit que la syphilis, l'alcoolisme et la *tuberculose* produisent des *tarés*.

Nous penchons pour cette dernière opinion, puisque les enfants nés de tuberculeux et soustraits au milieu familial se comportent comme des individus normaux et ne contractent pas la tuberculose. S'ils deviennent tuberculeux, c'est qu'ils l'ont contractée grâce au milieu nocif ou à une maladie débilitante.

CHAPITRE III

CONTAGION. — INHALATION

La contagion de la tuberculose, chez l'homme, n'est plus guère contestée, mais elle est difficile à mettre en évidence, dans beaucoup de cas, précisément à cause de sa grande diffusion.

Les anciens croyaient à la contagion de la tuberculose. Pour Galien, il n'y avait que 4 maladies transmissibles d'un sujet à l'autre : la *phtisie*, la peste, la gale et l'ophtalmie. Morton, Valsalva, J. Frank, van Swieten et Morgagni admettaient la contagion et évitaient, pour cette raison, de faire les autopsies des phtisiques.

L'École anatomique fut peu favorable à l'idée de contagion ; Broussais allait jusqu'à mettre en doute la transmissibilité de la syphilis.

Laënnec et Andral étaient parmi les adversaires de la contagion, mais Trousseau, en 1845, se prononçait déjà pour la contagion.

La découverte de Villemin sur la virulence de la tuberculose (1865), remet cette question sur le tapis, — et, à l'Académie, lors de la discussion sur la communication de Villemin, Hardy et Hérard se prononcèrent nettement pour la contagion et la transmissibilé de cette maladie.

Un travail de Musgrave-Clay (1) contient de nombreux documents (111 observations) sur cette question. Cet auteur croit qu'un contact prolongé est nécessaire pour que la contagion se produise. « On voit en effet, dit-il, dans presque toutes les observations, que c'est ou pendant les derniers temps de la vie du malade ou peu après sa mort que le sujet primitivement sain commence à présenter des signes de tuberculisation. »

La découverte de Koch (1882) donne encore un nouveau courant à la recherche de la contagion de cette terrible maladie.

M. le Pr Debove (2), dans de très remarquables leçons, met en évidence et prouve que « la tuberculose est toujours contagieuse et parasitaire et que nul ne devient tuberculeux s'il ne reçoit de l'extérieur le germe de la maladie. » Il résume ensuite les circonstances qui président à la transmission de cette affection : « Cette contagion est rendue possible et facilitée par des conditions particulières, inhérentes à l'individu, héréditaires ou acquises ; mais ces conditions n'agissent qu'en préparant le terrain ou en favorisant la pénétration du germe. »

Toute la question est là, et aujourd'hui même on n'a plus rien à ajouter à ces conclusions, si importantes et si exactes, de M. le Pr Debove.

Nous n'avons nullement l'intention de faire l'historique complet de cette troublante question. Mais, avant de

---

(1) Musgrave-Clay. Étude sur la contagion de la tuberculose, *thèse* Paris, 1879.

(2) Debove. Leçons cliniques et thérapeutiques sur la tuberculose parasitaire, 1884.

traiter les portes d'entrée de la tuberculose, nous dirons que c'est M. le Pr Debove qui a eu le mérite d'attirer, le premier, l'attention sur la fréquence de la phtisie parmi les infirmiers et les malades faisant un séjour prolongé dans les services hospitaliers (paraplégies, hémiplégies, sclérose en plaques, etc.)

Il en est de même pour les infirmiers militaires (Laveran), dans les casernes (Kelch), prisons, couvents, et Cornet, en 1889, a montré, pour la Prusse, la grande mortalité de divers ordres religieux.

Nous ferons une mention particulière pour la note d'A. Ollivier (1) sur la contagiosité de la tuberculose parmi les enfants, indemnes de toute tare héréditaire, qui séjournent pendant longtemps dans les salles d'hôpitaux ou qui sont obligés, pour une raison ou pour une autre, de garder le lit.

La contagion de la tuberculose peut se faire soit par la voie pulmonaire, soit par ingestion, soit, enfin, par la peau. L'extrême prédominance de la localisation pulmonaire de la maladie porte à croire que, chez l'homme, l'infection tuberculeuse s'effectue par l'arbre respiratoire dans la très grande majorité des cas. C'est donc par inhalation dans la plupart des circonstances que le bacille de Koch envahit l'appareil pulmonaire. Le virus tuberculeux a donc une prédilection spéciale pour les poumons, et même, à la suite de l'inoculation sous-cutanée ou intra-

---

(1) A. Ollivier. Note sur la contagiosité de la tub. pulm. chez les enfants. *Bull. de l'Ac. de méd.*, 18 avril 1885.

péritonéale, ou de l'ingestion de produits tuberculeux, le maximum de lésions a été fréquemment constaté au niveau des voies respiratoires. D'autre part, l'expérimentation nous a montré qu'il est facile de produire la tuberculose par cet appareil.

Les poumons restent donc la porte d'entrée principale et très favorite du bacille tuberculeux.

INHALATION.

Déjà, en 1869, Villemin (1) met en évidence le rôle prédominant des crachats desséchés dans la propagation de la phtisie. Il infecte des lapins par une petite plaie faite à la trachée par où il fait passer ce produit tuberculeux. Il rend également tuberculeux des cobayes en les faisant piétiner sur de la ouate desséchée et arrosée préalablement de crachats de tuberculeux.

Mais c'est à Tappeiner (2) que revient l'honneur d'avoir, une dizaine d'années plus tard, établi expérimentalement la transmission de la tuberculose par inhalation. Il obtint 11 fois des lésions tuberculeuses des poumons, des reins et de la rate sur 12 chiens enfermés dans une petite chambre où il faisait pulvériser des crachats desséchés de phtisiques.

Koch n'hésite pas à proclamer l'inhalation comme le mode le plus *fréquent* d'infection chez l'homme. « Pour ce qui est des voies et moyens par lesquels le virus est communiqué des phtisiques aux individus sains, il ne sau-

---

(1) Villemin. Propagation de la phtisie. *Gazette hebdomadaire*, 1869.

(2) Tappeiner. Ueber eine neue méthode tuberkulose zu erzeugen. *Virchow's Archiv.*, 1878, Bd 74.

rait y avoir de doutes. Les malades projettent par les secousses de toux des particules de crachats qui se répandent dans l'air et subissent une sorte de pulvérisation. Or, de nombreuses expériences ont établi que l'inhalation de crachats pulvérisés de phtisiques rend sûrement tuberculeux non seulement les animaux réceptifs à la tuberculose, mais même ceux qui sont très réfractaires (1) ».

Giboux, Weichselbaum, Thaon, Cadéac et Malet ont obtenu des résultats analogues dans leurs expériences.

Toutes ces expériences prouvent la possibilité d'une contagion par les poussières tuberculeuses.

Il fallait donc démontrer, pour appliquer ce mode de contagion, chez l'homme aussi, que les crachats tuberculeux desséchés se réduisent en poussière, se répandent dans l'air et sont susceptibles d'être inhalés.

Cornet ayant eu l'idée d'examiner les poussières qui couvrent les murs et les meubles des locaux habités par des phtisiques, a trouvé que les bacilles tuberculeux y existaient à l'état virulent (sauf, cependant, quand il s'agit des tuberculeux disciplinés).

Straus (2) a constaté la présence des bacilles de Koch virulents (ils ont produit chez le cobaye une tuberculose généralisée) à l'intérieur des cavités nasales d'individus sains fréquentant les endroits où séjournent des phtisiques. Cependant, le pouvoir bactéricide du mucus nasal à l'action de la bactéridie charbonneuse, a été démontré par

---

(1) Koch. Aetiologie der Tuberkulose, 1884.

(2) Straus. Sur la présence du bacille de la tuberculose dans les cavités nasales de l'homme sain. *Ac. de méd.*, 3 juillet 1894.

Wurtz et Lermoyez (1). Ce pouvoir est moins marqué vis-à-vis d'autres microbes, — ce qui explique que ces deux expériences ne sont contradictoires qu'en apparence et ce qui prouve, d'autre part, que cette action est presque nulle pour les bacilles de Koch, mais que le mucus nasal agit sur eux mécaniquement en les englobant et en les entraînant dehors.

Ces recherches du regretté Pr Straus sont des plus précieuses, car elles nous permettent de bien saisir l'infection tuberculeuse chez l'homme par inhalation. Les bacilles sont là, virulents, à leur première étape, à l'entrée des voies respiratoires *(tuberculose d'antichambre)* et n'attendant qu'une cause occasionnelle pour pénétrer dans les bronches ou le poumon, remonter, par la voie lymphatique, jusqu'aux ganglions trachéo-bronchiques et y produire des lésions tuberculeuses. Plus tard, si le foyer ne se sclérose pas, ils infecteront, par la voie récurrente, les poumons, qu'ils ont traversés sans s'arrêter, et d'autres organes.

En d'autres circonstances, comme l'a montré M. le Pr Dieulafoy (2), la localisation primitive sera au niveau des végétations adénoïdes de l'arrière cavité des fosses nasales, ou dans les cryptes des amygdales. Les inoculations ont donné la tuberculose une fois sur dix. Pour M. le Pr Dieulafoy, ces organes seraient infectés par inhalation directe des poussières bacillifères; pour d'autres, l'infection

---

(1) Wurtz et Lermoyez. *Comp. r. et mém. de la Soc. de biol.*, 1893. Séance du 15 juillet.

(2) Dieulafoy. *Ac. de méd.*, avril 1895. Tuberculose des trois amygdales; — Lermoyez. Végétations ad. tub. *Presse médicale*, 26 oct. 1895; — Lermoyez et Macaigne, *in. Soc. Anat.* 1897, p. 523.

est ascendante, c'est-à-dire qu'elle a eu lieu par les crachats venus des poumons. Toujours est-il que, de là, elle peut se généraliser, ou gagner, par la voie lymphatique, les ganglions cervicaux et constituer des adénopathies cervicales si fréquemment observées chez les enfants : puis, de proche en proche, en suivant toujours la chaîne lymphatique, gagner les ganglions trachéo-bronchiques.

L'air expiré d'un phtisique ne contient pas de bacilles, comme l'ont prouvé d'ailleurs les expériences de Charrin et Karth (1) et celles de Grancher et de Gennes (2). Il en est de même des produits de sécrétion physiologique ; mais Flügge (de Breslau) a démontré, en 1897, ce que d'ailleurs Koch a soupçonné déjà en 1884, à savoir que les phtisiques projettent en toussant, en crachant, en éternuant, des particules de crachats qui, se répandant dans l'atmosphère et subissant une sorte de pulvérisation, forment une zone dangereuse de poussières humides infectées s'étendant jusqu'à 1 mètre, 1 mètre et demi autour du malade.

Nous verrons un peu plus loin que les tuberculoses par ingestion, etc., n'entrent que pour une petite part en ligne de compte. Comme, d'un autre côté, la tuberculose congénitale (par hérédité directe) est excessivement rare, — il nous reste un seul grand facteur de terreur tuberculeuse, c'est le crachat. C'est le véritable et terrible ennemi. L'arbre respiratoire est sa voie principale de pénétration.

---

(1) Charrin et Karth. *Revue de médecine*. 1885.

(2) Grancher et de Gennes. *Soc. de méd. publ. et d'hyg. prof.* (*Revue d'hygiène*, 1887).

Puisque nous parlons de la contagion par inhalation, c'est-à-dire du mode le plus commun et le plus fréquent, en même temps, de tuberculisation, il est bon de rappeler certaines données et de faire place à certains avis, et non des moins compétents, que nous n'avons que touchés du doigt lorsque nous avons traité, dans le chapitre premier, de fréquence de la tuberculose dans le premier âge.

Les classiques, disions-nous, estimaient assez rare cette tuberculose-là, tandis que les auteurs modernes l'admettaient comme bien plus fréquente.

Straus dit à ce propos : « Tout en reconnaissant que la tuberculose de la première enfance est beaucoup moins rare qu'on ne s'est plu à le proclamer, je ne puis toutefois voir dans cette donnée un argument en faveur de l'origine congénitale de la maladie ».

« Plus on s'éloigne de la naissance, écrit M. le Pr Hutinel, dans ses communications au Congrès de 1891, plus elle (tuberculose) devient fréquente; or, cette période d'indemnité ne cadre guère avec l'idée de la transmission héréditaire. »

Au Congrès de Montpellier, en avril 1898, M. Comby s'exprimait dans les mêmes termes : « Ces chiffres pourront varier..., mais toujours ils attesteront l'extrême rareté de la tuberculose dans les premiers mois, son extrême fréquence dans la seconde année, toujours ils fourniront des arguments irréfutables à la doctrine contagionniste, toujours ils réduiront à néant l'hérédité de graine, de germe, la transmission placentaire. »

« L'enfant, poursuit l'éminent médecin des Enfants-

Malades, ne naît pas tuberculeux, et jusqu'à 3 ou 4 mois il est peu tuberculisable, même quand il vit dans un foyer infecté et infectant; il ne s'imprègne pas tout de suite et ne cultive pas rapidement les germes dont il est entouré. Pourquoi? Question de terrain ou plutôt question d'hygiène du nouveau-né. »

Ces paroles de notre savant maître sont, à notre humble avis, assez explicites, sa statistique — concordant en cela avec celles des autres médecins d'enfants — est suffisamment édifiante pour que nous n'insistions point plus longtemps.

C'est également la conclusion à laquelle arrive M. G. Kuss (1): M. Haushalter (2) et M. Mutelet (3) partagent cet avis et apportent des chiffres à l'appui de la doctrine contagionniste de la tuberculose.

Enfin, dans sa séance du 2 août 1898, le IVe Congrès pour l'étude de la tuberculose a émis le vœu où il est dit : « que la contagion constitue la cause de beaucoup la plus fréquente de la tuberculose humaine et que les crachats desséchés et réduits en poussière sont les agents les plus efficaces de la contagion » (4).

Il nous reste à passer en revue les contaminations ayant lieu par d'autres voies que celles de l'hérédité et de l'inhalation.

---

(1) G. Kuss. De l'hérédité parasitaire de la tuberculose. *Thèse*, Paris, 1898.

(2) Haushalter. Congrès de Montpellier, avril 1898.

(3) Mutelet. La tuberculose diffuse chez l'enfant. *Thèse*, Nancy, 1898.

(4) Le IVe congrès de la tuberculose tenu à Paris du 27 juillet au 2 août 1898. In *Presse médicale*, 1898.

Nous serons, sur ces points, d'autant plus bref que nous nous sommes proposé de relever, dans notre thèse inaugurale et sous l'inspiration de notre maître, M. Comby, les lourdes charges qui pèsent sur la contagion par les voies aériennes. D'un autre côté, il nous sera permis de glisser plus rapidement sur ces autres modes de contagion parce que — comparativement à l'inhalation — ils sont, en quelque sorte des voies exceptionnelles dans la tuberculose acquise.

Ceci dit, nous commençons par la

Tuberculose par ingestion. — L'expérimentation nous a appris que l'ingestion de matières tuberculeuses produit la tuberculose. Chauveau donnait la tuberculose aux génisses en leur faisant prendre de la matière tuberculeuse provenant de lésions d'hommes ou d'animaux. A part Collin, tous les expérimentateurs (Villemin, Parrot, Klebs, Baumgarten, etc.) ont enregistré des résultats absolument positifs et irréfutables.

Donc la tuberculose qui a pour porte d'entrée les voies digestifs est possible, mais, il faut le dire, elle est moins fréquente qu'on ne l'a cru. Ses localisations sont par ordre décroissant : appareil lymphoïde de l'intestin, ganglions mésentériques (carreau), foie, rate (Chauveau).

D'après Arloing, la viande ne serait infectée que dans des cas de tuberculose généralisée.

La cuisson suffisante et prolongée met à l'abri de cette contamination (1).

---

(1) LYON. Tuberculose intestinale. *Gazette des hôpitaux*, 1891, n° 139.

Contamination par le lait. — Van Hersten (de Bruxelles) appela, le premier, l'attention sur la tuberculose des mamelles chez les vaches et sur les dangers qui pouvaient en provenir.

L'expérimentation confirma, en effet, ces craintes.

En 1884, Hip. Martin (1) faisait des inoculations avec du lait que l'on vend aux portes cochères à Paris. « Le lait, conclut-il, pris au hasard à la source où s'alimente la majorité de la population parisienne semble provenir une fois sur trois de vaches atteintes de tuberculose. »

Bang (de Copenhague) (2) trouve une proportion moindre que H. Martin. Pour lui, il y a danger d'infection lorsque la vache est atteinte de tuberculose miliaire aiguë ou de tuberculose de la glande mammaire.

Les faits cliniques d'infection tuberculeuse par les voies digestives sont peu nombreux; quelques-uns d'entre eux paraissent être suffisamment démonstratifs.

Voici d'abord l'observation du Dr Strang (d'Amorbach) cité par Johne (de Dresde) : « Il s'agit d'un garçon de 5 ans, bien constitué en apparence, né de parents sains, dont les familles, du côté du père et de la mère, étaient exemptes de toute tare héréditaire : l'enfant succomba au bout de quelques semaines aux suites d'une tuberculose miliaire des poumons, avec hypertrophie énorme des ganglions mésentériques. En pratiquant l'autopsie, on apprit que peu de temps auparavant les parents avaient fait abattre

---

(1) H. Martin. Recherches, etc. *Revue de médecine*, 1884, p. 156.

(2) Bang. Danger du lait tuberculeux, Paris, 1888, *in* Congrès de tuberculose, p. 69.

une vache que le vétérinaire avait reconnue atteinte de phtisie pommelière. Cette vache était bonne laitière et pendant longtemps le jeune garçon avait bu de son lait aussitôt après la traite. »

Ollivier et Bouley, cités par M. Marfan (1) ont rapporté l'histoire d'un pensionnat où 6 cas de tuberculose se sont déclarés durant le séjour d'une vache laitière tuberculeuse dans l'étable de l'établissement.

Bang a relaté quelques observations analogues.

Demme a publié, dans son 27e rapport sur la mortalité dans l'hôpital des Enfants de Berne pendant l'année 1889, une observation des plus intéressantes.

Trois tout jeunes enfants confiés à une nourrice sèche et sans antécédents héréditaires succombèrent dans le cours de leur première année à une tuberculose intestinale primitive constatée à l'autopsie. Un quatrième enfant placé dans les mêmes conditions chez la nourrice sèche mourut également, et à l'autopsie on constata des ulcérations tuberculeuses de l'intestin grêle, avec tubercules des ganglions mésentériques; les autres organes étaient sains. L'examen de la nourrice sèche révéla l'existence d'une affection tuberculeuse de la mâchoire droite avec fistule communiquant avec la cavité buccale. Cette femme avait l'habitude de prendre préalablement dans sa bouche la bouillie qu'elle faisait ensuite avaler aux enfants, pour en apprécier la température; il est probable que l'infection tuberculeuse des enfants provenait de la contamination de

---

(1) Traité de médecine, Ch. B. B., Art. Phtisie, Marfan, 578, t. IV.

la bouillie par la salive chargée de bacilles de cette femme.

Enfin, le Dr Gosse (de Genève), cité par M. le Pr Grancher, constata, en autopsiant sa fille, une tuberculose mésentérique méconnue pendant la vie. La cause : le lait virulent d'une vache atteinte de mammite tuberculeuse.

Schoul, cité par M. Aviragnet (1), a démontré expérimentalement que la salive contient des bacilles virulents, sur deux jeunes chats, qu'il a rendus tuberculeux en leur faisant manger des restes d'aliments de tuberculeux.

Legroux admettait surtout la contamination par les voies digestives.

C'était là évidemment une exagération, et Straus recommandait pour tout lait l'ébullition qui a « pour résultat non seulement de tuer le bacille de la tuberculose, si par hasard il en existe, mais encore et surtout de détruire les innombrables microbes qui se développent si facilement et si abondamment dans le lait abandonné à lui-même, et qui déterminent les fermentations stomacales et intestinales, particulièrement fréquentes et funestes chez les enfants, surtout pendant la saison chaude. »

L'infection par la peau est plutôt rare, celle-ci étant un terrain réfractaire à l'inoculation tuberculeuse. Les lupus, la tuberculose cutanée, le tubercule anatomique, la tuberculose verruqueuse, proviennent d'une inoculation directe des produits venus du dehors (blessure accidentelle).

(1) Traité des maladies de l'enfance. GRANCHER, COMBY, MARFAN, t. I, p. 780.

A l'heure actuelle, il n'y a pas une observation probante de tuberculose transmise par *la vaccination*.

Dans la mort apparente des nouveau-nés une sage-femme phtisique peut infecter ceux-ci en ranimant de bouche à bouche.

La *circoncision* peut servir, dans certains cas, de moyen de transmission de tuberculose chez les jeunes enfants, lorsque la personne chargée de la faire, dans une religion, est atteinte de tuberculose buccale.

Dr Martin W. Ware, chirurgien-adjoint au Dispensaire The Good Samaritain, à New-York, publie une observation de ce genre (1).

Sur 50 cas connus de tuberculose inoculée, dit-il, il y a 21 cas qui ont suivi la circoncision rituelle des Israélites.

Ces cas publiés sont dus à :

Lindemann, 2 cas (même rabbin).

Lehmann, 10 cas (le même pour 10 cas).

Hofmann, 1 cas.

Elsenberg, 4 cas, dont 1 mortel.

Willy Meyer, 1 cas.

Karewski, 1 cas, dont 1 mortel.

Enfin, les mouches peuvent servir d'intermédiaire à la transmission de la tuberculose (Spilmann et Haushalter) (2).

---

(1) Martin W. Ware. Un cas d'inoculation de la tuberculose à la suite de la circoncision. *The New-York, medical journal*, 26 février 1898.

(2) Dissémination de la tuberculose par les mouches. *Comptes rendus de l'Académie des Sciences*, 1886.

CHAPITRE IV

PATHOGÉNIE

Pourquoi et comment les enfants deviennent-ils tuberculeux?

Nous avons suffisamment insisté dans les chapitres précédents sur l'étiologie de la tuberculose, pour que nous jugions inutile d'y revenir.

Lorsque le bacille tuberculeux a pénétré dans l'organisme — et nous avons vu que, dans l'immense majorité des cas, les voies aériennes lui servaient de porte d'entrée — il s'y multiplie et se diffuse. Cette diffusion se fait soit par la voie lymphatique, soit par la voie sanguine, et dépend non seulement de la résistance et de l'âge des enfants, mais encore de la virulence et du nombre des bacilles introduits. Elle est donc très marquée chez le jeune enfant, car la tuberculose, chez lui, a une grande tendance à se généraliser à tous les organes internes. En tous cas, la diffusion par les lymphatiques est plus lente.

Le bacille introduit chez l'enfant par ses voies les plus naturelles, les voies respiratoires, arrive au niveau de l'endothélium des bronchioles et des alvéoles pulmonaires.

Là il peut se fixer et produire une lésion (granulation) et, ensuite, des foyers plus ou moins nombreux.

Mais ce n'est pas ainsi que les choses se passent dans la très grande généralité des cas.

Le bacille traverse l'endothélium des bronches et des alvéoles, *sans le léser*, suit la voie lymphatique et pénètre directement, dans les ganglions trachéo-bronchiques.

Cette opinion est celle de M. Marfan (1) : « Le point de départ le plus habituel de l'infection est la région où les lésions sont les plus anciennes ; ce sont les ganglions trachéo-bronchiques. Selon toute apparence, l'infection de ceux-ci s'est produite par inhalation ».

Comment faut-il expliquer ce phénomène — en apparence paradoxal — que le bacille ne s'arrête pas dans la muqueuse, mais s'achemine plutôt vers les ganglions ?

Tout simplement par la physiologie normale du poumon à cet âge-là : plus l'enfant est jeune, plus sa circulation lymphatique du poumon est active. M. le Pr Grancher a dit : « Dans la première année surtout, les poumons sont comme une éponge lymphatique qu'une simple piqûre injecte quelquefois en bloc : à cet âge la circulation lymphatique du lobule pulmonaire est si intense, ses vaisseaux blancs sont si largement ouverts qu'on comprend très bien le transport facile et rapide des bacilles ou de leurs spores jusqu'aux ganglions sans lésion du poumon (2). »

Deux ordres de faits démontrent, en outre, le bien fondé de cette pathogénie : la clinique et l'expérimentation.

---

(1) Marfan. Tuberculose des ganglions bronchiques et la cachexie consécutive chez les enfants du premier âge. *Journal de cl. et de thér. infantiles*, 1894, 1895.

(2) Grancher. Prophylaxie de la tuberculose. Rapport à *l'Ac. de méd.* Mai, juin 1898 et tirage à part. Masson et Cie, 1898.

M. Aviragnet (1) fait remarquer que la tuberculose des ganglions mésentériques est plus fréquente que l'entérite tuberculeuse de l'enfant.

Dans nos observations (VII, XVII, XIX), l'intestin est *sain*, les ganglions mésentériques *seuls* sont malades : les observations I et XI montrent ces deux organes malades simultanément : enfin, chez la petite malade qui fait l'objet de l'observation XVI, les ganglions mésentériques sont indemnes, l'intestin présentant des ulcérations.

Assez souvent encore, on trouve à l'autopsie d'enfants ayant succombé à une maladie quelconque, des lésions tuberculeuses limitées *exclusivement* aux ganglions trachéo-bronchiques, comme en font foi nos observations IX, X, XVI, XXI, XVII, XXIII et XXIV.

Le bacille tuberculeux peut même, quelquefois, envahir les ganglions sans y produire de lésions, et Pizzini (2), sur 30 expériences, a obtenu 12 fois des bacilles de Koch dans les ganglions en apparence sains (*phtisie ganglionnaire latente*).

La présence de bacilles dans les fosses nasales (Straus) concorde tout à fait avec les faits signalés par Pizzini.

M. le Pr Cornil (3) a injecté, dans l'intestin de cobayes, quelques gouttes d'une culture de bacilles, et, au bout de 5 ou 6 jours, en a rencontré dans les ganglions mésentériques, tandis que la muqueuse intestinale ne présentait rien.

---

(1) Aviragnet, *Loc. cit.*

(2) Pizzini. Tuberkelbacillen in den Lymphdrüsen nicht-tuberkulöser. (*Zeitschr. f. klin. med.*, 1892, p. 329.)

(3) Cornil. In Congrès pour l'étude de la tuberculose, 1re session 1888.

Cornet (1) et Dobroklowski (2) ont également pu obtenir la tuberculose des ganglions sans lésions des muqueuses.

M. le Pr Grancher l'a observée avec du lait bacillifère.

Une fois localisée dans les ganglions bronchiques, la tuberculose peut rester latente ou même guérir par le processus de la sclérose et de la calcification. C'est la tendance naturelle de la tuberculose de guérir spontanément (*néoplasie fibro-caséeuse de Grancher*). Mais plus souvent l'évolution se fait vers le ramollissement d'abord, jusqu'à la caséification ensuite, et quand la pullulation microbienne est suffisante, le poumon est infecté secondairement par la voie sanguine. Il a servi de porte d'entrée, mais les bacilles ont franchi la barrière épithéliale sans laisser de traces de leur passage.

Pour M. Marfan, le mécanisme d'après lequel les ganglions infectent les poumons, peut se résumer suivant les 3 modes suivants :

1° Par contiguité : les ganglions irritent la plèvre dont les feuillets deviennent adhérents ;

2° Par voie lymphatique ;

3° Par effraction et rupture des ganglions dans le parenchyme.

D'autres fois encore, sous l'influence d'une maladie aiguë, comme la rougeole, la coqueluche, la grippe, des colonies virulentes peuvent partir des ganglions trachéo-bronchiques par l'intermédiaire des vaisseaux sanguins dans diverses directions.

---

(1) CORNET. In *Centralblatt für chir.*, n° 27, 1889.

(2) DOBROKLOWSKY. In *Archiv. de méd. exp.*, 1890, p. 253.

C'est de cette façon que se développe la tuberculose pulmonaire, c'est ainsi que sont infestés les méninges, le foie, la rate, les articulations et les os (Comby).

L'explication qui vient d'être donnée sur la pathogénie des tuberculoses chirurgicales serait d'une grande importance au point de vue de la thérapeutique.

On sait (nous l'avons dit en passant) que la tuberculose peut se manifester à la faveur d'une maladie infectieuse intercurrente. Ce n'est pas cette maladie (coqueluche, grippe ou rougeole) qui ouvre la porte à la tuberculose infantile. Elles nous la révèlent, la mettent en évidence et ne sont ici que comme cause occasionnelle, comme coup de fouet, car, le plus souvent, la tuberculose infantile est antérieure à ces maladies.

Quand, par conséquent, Willis disait : *tussis convulsiva vestibulum tabis*, son assertion n'était vraie qu'en partie ; elle s'applique non seulement à la coqueluche, mais encore à toutes les maladies « phtisiogènes », qui, grâce au catarrhe bronchique qui les accompagne, favorisent l'invasion des lymphatiques pulmonaires par le bacille tuberculeux.

M. Ausset (1) a publié le cas d'une fillette de 4 ans, atteinte d'une adénopathie trachéo-bronchique comprimant le pneumogastrique, adénopathie mise en évidence par une coqueluche.

Aussi dans nos observations pouvons-nous retrouver la rougeole une fois (Obs. XX) et la coqueluche deux fois (Obs. XXI et XXIII).

(1) AUSSET. *Revue mensuelle des mal. de l'enfance*. Juillet 1897. p. 305.

CHAPITRE V

ANATOMIE PATHOLOGIQUE
ADÉNOPATHIE TRACHÉO-BRONCHIQUE

Avant d'entreprendre l'étude de l'anatomie pathologique dans la tuberculose de la première enfance, nous avons jugé utile de rappeler d'abord, en quelques mots, l'anatomie normale des ganglions.

Nous renvoyons aux Traités spéciaux pour tout ce qui touche le côté histologique des lésions, notre but n'étant que d'exposer les résultats d'autopsies auxquelles nous avons assisté.

Les ganglions du médiastin se divisent en viscéraux et en pariétaux.

Les ganglions viscéraux entourent la trachée et les bronches ; on les nomme : *ganglions péri-trachéo-bronchiques*.

Ils sont divisés en 4 groupes :

1er groupe : juxta-trachéal droit :

2e — juxta-trachéal gauche :

3e — inter-trachéo-bronchique :

4e — ganglions péribronchiques qui accompagnent les divisions bronchiques, depuis le hile du poumon jusqu'aux divisions de 4e ordre, et sont situés dans le parenchyme pulmonaire (1).

Les ganglions pariétaux présentent 3 groupes : groupe rétro-sternal, ganglions rétro-sterno-claviculaires et la chaîne œsophago-aortique.

Voyons maintenant, comment les ganglions se comportent vis-à-vis du bacille.

A M. Comby revient le mérite d'avoir, le premier, remarqué la fréquence de la tuberculose dans les ganglions trachéo-bronchiques et d'avoir ainsi fait subir une rude atteinte à la loi de l'adénopathie similaire de Parrot.

Les organes les plus fréquemment atteints sont, par ordre de fréquence, les ganglions bronchiques et les poumons.

Nous mettons, à l'encontre de la majorité des auteurs, les ganglions trachéo-bronchiques à la première place, parce que M. Comby a établi — contrairement aux affirmations des classiques — que l'adénopathie trachéo-bronchique est *primitive* et que les poumons, tout en ayant été la porte d'entrée, ne sont infectés que *secondairement* par ces mêmes ganglions.

L'adénopathie trachéo-bronchique, *lésion initiale* de la tuberculose pulmonaire chez l'enfant, étant le deuxième point capital de notre thèse, nous demandons la permission de nous y arrêter un peu plus longtemps, et d'entrer dans quelques développements.

---

(1) Pour plus de détails voir : Baréty. De l'adénopathie trachéo-bronchique, etc. *Thèse*, Paris, 1874.

ADÉNOPATHIE TRACHÉO-BRONCHIQUE

Leblond (1), dans sa thèse, relate des observations de tuberculose ganglionnaire, accompagnée tantôt de dégénérescence seule du poumon, tantôt de dégénérescence coexistant avec des lésions de pneumonie ou de pleuropneumonie.

D'après Andral, la tuberculose est toujours plus avancée dans les ganglions que dans les poumons. Papavoine accepte également cette théorie ainsi que Barrier, Louis, Cruveilhier et Bouchut.

Rilliet et Barthez disent que dans la majorité des cas les deux lésions existent simultanément, mais que une fois sur huit il y a adénopathie *seule*, sans lésions pulmonaires. Sur 312 autopsies, ils ont trouvé 47 fois le poumon absolument intact.

A l'autopsie d'enfants morts sans tuberculose apparente pendant la vie, on trouve des lésions tuberculeuses qui siègent surtout aux ganglions trachéo-bronchiques. Les cas de Neumann (2) et de Kossel (3) confirment ce qui précède. Le premier a trouvé 8 fois la tuberculose ganglionnaire seule dans 105 autopsies d'enfants non tuberculeux en apparence ; Kossel, sur 60 autopsies, a trouvé 10 fois une tuberculose localisée aux ganglions trachéo-bronchiques ; Babès, dans 93 autopsies de maladies quelconques a vu 65 fois la tuberculose ganglionnaire seule.

---

(1) LEBLOND. Recherches sur une espèce de phtisie particulière à l'enfance. *Thèse*, Paris, 1824.

(2) NEUMANN. *Deutsche med. Woch.*, 1893.

(3) KOSSEL. *Zeitscher. f. hyg. u. Infections krankheiten*, 1895.

L'opinion courante était que les lésions des ganglions sont plus avancées quand il y a lésions concomitantes des ganglions et des poumons.

Déjà en 1855, le Pr Kuss (de Strasbourg), dans la thèse de son élève Schöffel (1), a énoncé le principe de l'adénopathie similaire. « Les épithéliums, les lymphatiques, leurs ganglions ne sont que les parties d'un seul et même appareil. Mais à l'instar de ce qui s'observe pour le tégument externe, la maladie pourra n'avoir fait qu'effleurer l'épithélium pulmonaire ; elle se sera accumulée en quelque sorte à l'autre bout de l'appareil, dans les ganglions bronchiques. » La maladie ganglionnaire était, en un mot, pour le Pr Kuss, le retentissement de l'altération épithéliale.

Mais c'est le Pr Parrot qui a établi, contrairement à l'opinion courante, la dépendance de la lésion ganglionnaire aux lésions pulmonaires et qui a proclamé la fameuse *loi des adénopathies similaires*.

Parrot (2), en étudiant les relations qui existent entre les lésions du poumon et celles des ganglions trachéo-bronchiques, a dit : « Les organes chez les enfants se présentent dans les conditions très favorables à l'observation ; ils n'ont pas encore subi les modifications que l'on trouve constamment chez les personnes âgées ; ils sont pour ainsi dire vierges ; ces considérations sont surtout applicables aux poumons dont les fonctions ne com-

---

(1) Schöffel, *Thèse*, Strasbourg, 1855 (De la tuberculisation des ganglions bronchiques).

(2) Parrot. *C. R. et M. de la Soc. de biol.*, 1876, 28 octobre, p. 308 et in *thèse* Hervouet.

mencent qu'au moment de la naissance. Or, il n'y a pas, à cette époque de la vie, d'affection pulmonaire qui ne se reflète d'une manière très nette sur les ganglions bronchiques ; ils sont comme le *miroir du poumon*, et réciproquement, il n'y a pas d'adénopathie bronchique qui n'ait une origine pulmonaire. Pour ce qui concerne la tuberculose en particulier, *toutes les fois qu'un ganglion bronchique est le siège d'une lésion tuberculeuse, il y a une lésion analogue du poumon*. Dans mes nombreuses autopsies, je n'ai pas trouvé une seule exception à cette loi. La lésion pulmonaire peut être très difficile à trouver et l'on explique ainsi comment on a pu la nier : il est des cas où ses dimensions ne dépassent pas celle d'une tête d'épingle. Les altérations des ganglions semblables à celles des poumons, quant à leur nature et leur âge, sont relativement plus étendues ; elles portent souvent sur les ganglions trachéaux en même temps que sur ceux auxquels aboutissent directement les lymphatiques émanés des lobules malades. On peut conclure de ces faits qu'il faut rayer des cadres nosologiques l'adénopathie bronchique en tant qu'affection indépendante des maladies pulmonaires. »

Nous avons tenu à citer en entier ce passage de Parrot parce que c'est autour de lui que gravite la discussion et que nous avons, plus d'une fois, malgré les plus minutieuses recherches, trouvé en défaut la loi des adénopathies similaires.

Sur 145 observations prises, dans son service, aux Enfants-Assistés, Parrot a toujours trouvé un foyer pulmonaire correspondant.

Hervouet (1), l'année suivante, dans sa thèse, développe les idées de Parrot. Il va même plus loin, car, pour lui, il n'y a pas de changement d'aspect, de coloration ou de consistance du tissu du ganglion, sans qu'il n'y ait un changement analogue dans le poumon.

« Parrot, dit-il, a été obligé de consacrer un temps considérable aux recherches d'un petit noyau caséeux ou d'un nodule crétacé, égaré en quelque sorte dans un lobe entièrement sain d'ailleurs ; mais après une enquête minutieuse, il ne restait jamais sans résultat. Il est donc de la plus grande importance de ne jamais considérer une autopsie comme terminée quand on a fait quelques incisions dans un poumon.

« Les affections pulmonaires, conclut-il, ne s'accompagnent pas forcément d'adénopathie, mais si *l'adénopathie existe, on peut être sûr qu'elle est similaire d'un état pathologique de l'organe dont les ganglions dépendent* ».

M. le Pr Hutinel (2), à qui on doit des travaux très approfondis sur ce sujet, enseigne l'exactitude de la loi de Parrot.

M. G. Kuss, son élève, ne peut trouver que 3 exceptions à cette loi, et encore sont-elles douteuses à ses yeux.

Malgré les paroles éloquentes et la conviction communicative de Parrot et de ses élèves, malgré leur haute autorité scientifique, non seulement nous persistons à admettre l'adénopathie primitive, mais nous croyons fer-

---

(1) Hervouet. Les adénopathies similaires chez l'enfant. *Thèse*, Paris, 1877.

(2) Hutinel. Congrès de la tuberculose, 1891.

mement que le premier organe malade, dans l'infection tuberculeuse, c'est le ganglion.

Nous pensons également que la première localisation bacillaire est dans ces mêmes ganglions et que, presque toutes les autres tuberculoses sont secondaires et d'origine hématogène (méningite, tub. chirurg., tub. pulm., etc.).

Notre conviction est basée sur trois sortes d'arguments, avions-nous déjà dit : sur la clinique, sur l'expérience et sur les statistiques, car les statistiques, quoi qu'on en dise, sont un excellent moyen d'appréciation.

Les faits cliniques sont ceux dont nous avons parlé dans le chapitre de la pathogénie, ainsi que dans les comptes rendus de nombreuses autopsies auxquelles il nous a été donné d'assister dans le service de notre maître, M. Comby.

Nous devons dire que toutes les vérifications anatomiques étaient contrôlées par M. Comby, lui-même ; les observations, avec résultats anatomiques, que nous publions à la fin, sont du même genre.

Une fois, sur 24 autopsies d'enfants de 0 à 2 ans, nous avons trouvé la caséification des ganglions trachéo-bronchiques à l'exclusion de tout autre organe (Obs. XXI).

Comment admettre que les adénopathies tuberculeuses soient congénitales ? Notre malade avait 17 mois, ce qui est un argument contre l'hérédité (qui est elle-même une rareté) : puis, la tuberculose congénitale se serait, à cet âge (17 mois), propagée déjà à d'autres organes, surtout sous l'influence de la coqueluche, comme c'est le cas dans cette observation (XXI).

A côté de celle-ci, nous plaçons les observations IX, X,

XVI, XVII, XXIII, XXIV, où les poumons sont indemnes *à côté* de la tuberculose non seulement des ganglions du médiastin, mais à côté d'autres organes tuberculeux.

Viennent ensuite les 8 cas de phtisie ganglionnaire dus à Neumann et 10 cas à Kossel ; les expériences de Cornil, Cornet, Dobroklowski et Pizzini, et, en dernier lieu, les statistiques et les opinions d'auteurs très compétents.

Pour M. Marfan (1) la loi de Parrot est inexacte dans sa généralité car « le bacille peut, en effet, traverser les muqueuses sans laisser de traces, et pénétrer directement dans les ganglions ». Il signale encore la grande vulnérabilité de ces mêmes ganglions.

Legroux (2) affirmait que, chez l'enfant, la muqueuse des voies respiratoires était plus fragile que chez l'adulte et que, même intacte, elle se laissait pénétrer par les bacilles de Koch.

M. P. Simon (de Nancy) (3), en 1893, comme d'ailleurs M. Comby, en 1897, sur 25 cas de méningite tuberculeuse a trouvé 6 fois la caséification des ganglions trachéo-bronchiques seule. Il croit aussi, que, dans l'infection tuberculeuse par inhalation, le bacille traverse le poumon sans le léser et vient se loger dans les ganglions.

Northrup (4), sur 88 autopsies faites à l'hôpital des Enfants-Trouvés, à New-York, a constaté :

---

(1) Marfan. De la tuberculose chez les enfants. In *Indépendance médicale*, p. 17, 1896.

(2) Legroux. *In* Congrès de la tuberculose, 1888.

(3) Simon. In *Revue des maladies de l'enfance*, 1893. Du rôle de l'infection, etc. p. 249.

(4) Northrup. Tuberculosis in Children. Primary infection in bronchial lymphnodes. In *The New-York, med. journal*, 1891, 21 février.

13 cas terminés par des maladies accidentelles. La tuberculose était *uniquement* limitée aux ganglions bronchiques ;

9 cas de tuberculose des poumons et des ganglions, mais tandis que ceux-ci étaient caséifiés, dans les poumons on ne trouvait que des tubercules discrets, transparents.

44 cas de caséification ganglionnaire avec tuberculose miliaire des poumons et des autres organes ;

Enfin, 22 cas de tuberculose généralisée ; les ganglions étaient caséifiés ou calcifiés.

Les médecins allemands, pour la plupart, ne sont pas partisans de la loi de Parrot, et Neumann, déjà cité, dit que : « la tuberculose infantile débute généralement par la tuberculose primitive du médiastin ».

Frobelius (1) sur 416 bébés tuberculeux a observé que les lésions étaient réparties de la façon suivante :

Poumons dans tous les cas.	100	p. 100
Ganglions bronchiques.	99,2	—
Foie.	88	—
Rate.	86,5	—
Intestin.	26,9	—
Cerveau et méninges.	24,5	—
Reins.	22,6	—
Ganglions mésentériques.	16,1	—
Plèvres.	4,5	—
Cœur et péricarde.	3,4	—
Premières voies respiratoires. . . .	2,4	—

Schwer (2) donne, par ordre de fréquence, la première place au foie qu'il a trouvé tuberculeux 104 fois sur 123 autopsies contre 103 fois pour les organes respiratoires.

(1) *Loc. cit.*
(2) *Loc. cit.*

Au point de vue des lésions des organes, M. Queyrat (1) dresse le tableau suivant pour ses 11 cas :

Le poumon était tuberculeux.	10 fois
L'intestin grêle..	6 —
La rate.	5 —
Les ganglions tr. br. . . . . } Les ganglions mésentériques. . . . . }	4 —
Le foie.	3 —
Le cerveau et les méninges..	2 —
La plèvre costale. . . . . } Les reins. . . . . } Le gros intestin. . . . . }	1 —

M. Emmett Holt, dans son article sur la tuberculose de la première et de la seconde enfance avec étude spéciale du mode d'infection (2), rapporte le tableau suivant :

Sur 1045 autopsies d'enfants, 119 fois la tuberculose.
Sur les 119 cas, il y a 55 cas de 0 à 1 an
— 35 cas de 1 an à 2 ans
— 21 cas de 2 à 5 ans
— 8 au-dessus de 5 ans.

Quant aux organes atteints, il a trouvé :

	FOIS	POURCENTAGE
Poumons.	117	99
Ganglions br.	108	96
Rate.	88	75
Foie.	77	65
Plèvre.	69	58
Cerveau..	40	37
Reins.	46	39
Ganglions mésentériques.	38	35
Intestins..	20	18
Péritoine.	10	9
Péricarde.	7	6
Estomac..	5	4

(1) *Loc. cit.*

(2) Emmett-Holt. Tuberculosis in Infancy and early Childhood with special reference to the mode of infection. In *Archives of Pediatrics*, mars 1897.

Dans 77 autopsies d'enfants tuberculeux faites par M. Hanshalter (1), il y a eu :

	FOIS		FOIS
Poumons.	68	Ganglions mésentériques. . .	20
Ganglions br.	54	Péritoine.	11
Foie.	40	Reins.	10
Rate.	38	Intestins.	5
Plèvre.	22	Péricarde.	3
Cerveau.	21	Endocarde.	1

Il ressort de toutes les statitisques que nous venons d'énumérer que l'adénopathie trachéo-bronchique est particulièrement fréquente dans le premier âge ; on les rencontre presque chez tous les petits tuberculeux dont on a fait l'autopsie. Cependant ces statistiques accordent la première place, au point de vue des chiffres, aux poumons, les ganglions ne viennent qu'après.

Cette *phtisie bronchique* n'a rien qui doive surprendre quand on sait que la tuberculose, maladie contagieuse, se transmet par inhalation : le ganglion bronchique n'est que la première étape de l'infection bacillaire. C'est le premier organe lésé.

Sur 44 autopsies de méningite tuberculeuse, survenues dans le service de M. Comby, M. Delthil (2) rapporte 41 fois la caséification des ganglions trachéo-bronchiques ; les lésions pulmonaires faisaient défaut ou étaient bien moins avancées. Deux morts sont dues à une méningite

(1) Mutelet. Contribution à l'étude de la tub. diffuse chez l'enfant *Thèse*, Nancy, 1898.

(2) Delthil. Adénopathie trachéo-bronchique et méningite, 1897. *Thèse*, Paris.

non-tuberculeuse. Dans un *seul* cas (sur 42) les ganglions étaient *sains*.

De 28 tuberculeux sur 211 autopsies de 0 à 2 ans, M. Comby a dressé, au Congrès de Montpellier, le tableau suivant :

ORGANES ATTEINTS	CAS
Ganglions trachéo-bronchiques.	28
Poumons.	21
Foie et rate.	13
Intestin et ganglions mésentériques. . .	8
Reins.	4
Estomac, méninges, cerveau.	3

Dans la dernière édition de son traité (1), M. Comby arrive, dans une autre statistique, absolument aux mêmes résultats, c'est-à-dire : 100 pour 100 pour les ganglions trachéo-bronchiques, les poumons ne prenant que la seconde place. Ces chiffres sont les suivants :

	FOIS
Ganglions trachéo-bronchiques.	30
Poumons.	23
Foie et rate.	15
Intestin et ganglions mésentériques. . .	8
Reins, méninges, cerveau.	4
Estomac.	3
Cœur.	2

De 24 observations annexées à cette thèse il y a un seul cas (Obs. VI) où les ganglions ont été trouvés *intacts*, quoique un ancien foyer caséeux fût constaté dans le poumon droit, à côté de la granulie pour le reste du parenchyme.

(1) COMBY. Traité des maladies de l'Enfance, 3e éd., 1899, p. 186.

Sur les mêmes 24 cas les poumons ont été constatés malades 17 fois ; d'une façon générale les lésions étaient moins avancées que celles des ganglions. La rate est sur le même plan que le poumon ; le foie ne vient qu'après.

Voici, par ordre de fréquence, les organes malades de nos 24 cas :

	FOIS
Ganglions trachéo-bronchiques.	23
Poumons.	17
Rate.	17
Foie.	16
Cerveau et méninges.	6
Ganglions mésentériques.	5
Reins.	4
Intestins.	3
Cœur (péricarde).	1

Les altérations tuberculeuses de la *plèvre* coexistent très fréquemment avec la tuberculose des poumons.

Le *foie* et, surtout, la *rate* sont très souvent le siège de tubercules à différents âges ; ils sont, en outre, augmentés de volume, et l'hypertrophie de la rate est un des meilleurs symptômes de la tuberculose à cet âge-là.

Les méninges et le cerveau présentent quelquefois des lésions tuberculeuses en dehors de la méningite (Obs. V, VII, XXIII).

D'autres organes, quoique plus rarement, peuvent avoir des tubercules.

Dans l'autopsie de la petite malade de l'observation XVI nous avons constaté aussi une appendicite tuberculeuse.

CHAPITRE VI

SYMPTOMES. — DIAGNOSTIC. — PRONOSTIC

Symptômes. — La tuberculose de la première enfance est très difficile à reconnaître. Les symptômes non seulement manquent de netteté et de précision, mais ils sont encore très variables et la plupart du temps font tout à fait défaut.

L'auscultation ne nous apprend rien ici, ou très peu de choses, surtout chez les petits malades au-dessous d'un an.

La tuberculose du premier âge n'est en aucune façon analogue à la tuberculose de l'adulte, ni même à la tuberculose de la seconde enfance où les signes physiques et les symptômes fonctionnels sont plus nets et commencent à se mieux préciser.

La diarrhée et les vomissements sont très fréquents, même en dehors de la tuberculose intestinale, chez les tout jeunes enfants. Sur 24 malades de nos observations, 7 présentent ces troubles de l'appareil digestif; ils étaient tous âgés de moins d'un an (Obs. I, IV, VI, VII, IX, XIV, XVI), et le diagnostic porté était généralement gastro-entérite, athrepsie, diarrhée.

Sur les mêmes 24 nourrissons, 13 ont fait une tuberculose apyrétique, 9 ont présenté de la fièvre et 2 n'entrent pas en ligne de compte, étant morts le lendemain de leur entrée à la Crèche.

Si l'on se reporte au tableau que nous présentons plus loin, tous ces petits malades de tuberculose à forme apyrétique, dans la plupart des cas, ont eu de la tuberculose généralisée. En outre, 7 d'entre eux avaient moins d'un an.

La tuberculose diagnostiquée a été absolument apyrétique 5 fois (Obs. III, XXIV, XIX, XI, XVI).

La peau est sèche, écailleuse, le système pileux est développé, principalement en ce qui concerne les cils.

Diagnostic. — Généralement, l'auscultation ne révèle rien ou très peu de chose. Les râles de bronchite sont perçus, lors même que les poumons présentent des cavernes.

L'amaigrissement existe très souvent, mais faudra-t-il l'attribuer exclusivement à l'infection tuberculeuse, ces pauvres petits êtres ayant eu dans la plupart des cas une mauvaise alimentation?

D'ailleurs, ce signe pourrait être infidèle : des auteurs ont même signalé de l'embonpoint au cours de la tuberculose infantile.

Comme il n'y a pas de crachats, la constatation du bacille est impossible en dehors de l'examen des garde-robes.

On ne peut se fier davantage à la présence d'une *micropolyadénite périphérique* com[illegible] un bon signe en faveur de la tuberculose : en e[illegible]ucoup d'enfants en bas âge ont cette affection [illegible]dant avec une bonne santé.

Lorsqu'un enfant présente les [illegible]gnes de broncho-pneumonie avec ou sans fièvre, il faut toujours penser à la tuberculose; l'affection locale peut même guérir, les signes s'amendent, mais néanmoins l'état général est mauvais : c'est de la tuberculose qu'il s'agit, car, comme dit M. le Pr Landouzy : « Toute broncho-pneumonie qui ne fait pas sa preuve *n'est qu'une monnaie de tuberculose.* »

Nous avons volontairement réservé pour la fin de ce chapitre trois signes d'une grande importance, c'est-à-dire l'examen du foie, de la rate, et l'injection de tuberculine ou de sérum artificiel.

L'hépato-mégalie, et, plus spécialement, la splénomégalie, facilitent singulièrement le diagnostic. Quand le foie est augmenté de volume, et surtout quand on constate l'hypertrophie de la rate qui dépasse les fausses côtes, on peut, presque à coup sûr, affirmer l'existence de la tuberculose. Dans la majorité de nos cas, ces deux organes, la rate plus souvent, étaient hypertrophiés.

Il nous reste à parler de l'appoint que peut donner la tuberculine ou le sérum en injections hypodermiques pour le diagnostic des formes torpides et apyrétiques.

Chez les bovidés, la tuberculine, entre les mains de M. Nocard, n'a donné que des avantages, mais il n'en est pas de même dans l'espèce humaine, et MM. Grasset (de Montpellier), Escherich (de Gratz) et Epstein (de Prague) sont d'avis qu'il ne faut pas recourir à son emploi courant dans la pratique. M. le Pr Hutinel partage les mêmes idées et les étend même à l'emploi des sérums. Tous ces cliniciens ont vu des accidents suivre l'injection de cette substance.

Les conclusions du travail que prépare notre excellent ami Mettetal, ancien interne de M. Comby, sont moins pessimistes. Nous n'avons pas le droit d'entrer dans une analyse détaillée de ce sujet ; nous dirons seulement que l'injection de la tuberculine T R au 10,000[e] ou de sérum artificiel de Hayem n'a eu aucun des inconvénients signalés par d'autres auteurs. Si la température montait, et si nous avions dans la suite un décès à déplorer, les vérifications anatomiques nous mettaient en présence de la bacillose, qui, du vivant de l'individu, était restée absolument latente.

Il y a bien encore les rayons X ; chez l'enfant, jusqu'ici, ils ne sont pas d'une pratique courante.

Pronostic. — Le pronostic de la tuberculose infantile est plus sombre que chez l'adulte et d'autant plus sombre que l'enfant est plus jeune.

En effet, le jeune enfant est un terrain très favorable au développement du bacille de Koch. Celui-ci se diffuse très facilement, envahit la circulation, se dissémine dans les organes et entraîne vite la mort.

Cependant, lorsque la tuberculose infantile n'est qu'à sa première étape, c'est-à-dire dans les ganglions trachéo-bronchiques, lorsqu'il n'y a que de la *phtisie bronchique*, elle peut guérir spontanément par enkystement et calcification.

Cette guérison, parfois, est définitive : généralement, elle n'est qu'apparente, car ces foyers ganglionnaires, restés latents pendant plusieurs années, peuvent se rallumer et envoyer, par l'intermédiaire des vaisseaux sanguins, des colonies microbiennes dans tous les territoires de l'économie (os, articulations, méninges, etc.).

Dans d'autres circonstances le pronostic de ces cas

latents est aggravé par une maladie intercurrente comme la rougeole, la coqueluche, la grippe, la diphtérie.

Donc, beaucoup de facteurs qui entrent en ligne de compte dans la première enfance (état organique spécial, réceptivité, mauvaise alimentation, fièvres éruptives) rendent le pronostic extrêmement sévère.

CHAPITRE VII

FORMES CLINIQUES

Il y a chez l'enfant comme chez l'adulte des formes aiguës et chroniques de tuberculose généralisée. Mais, chez l'enfant, même dans la seconde enfance, les formes locali-ées de tuberculose, si fréquentes chez l'adulte, sont très rares et même extrêmement rares dans la première enfance.

L'explication en est facile à donner.

En effet, les enfants du premier âge présentent un terrain spécial : ils résistent mal aux assauts des microbes. Le bacille de Koch trouvant ici un merveilleux milieu de culture envahit vite l'organisme; de l'organe primitivement atteint la tuberculose se généralise vite, et, tantôt par la voie sanguine, tantôt par les lymphatiques, prend bientôt possession de toute l'économie. Dans chaque organe, comme dit M. le Pr Landouzy, la tuberculose produit rapidement des lésions qui, par leur ensemble, ne tardent pas à mettre à mal l'organisme du petit malade.

C'est là une particularité de la première enfance vis-à-vis du bacille de la tuberculose; on la rencontre cependant quelquefois jusqu'à 5 ou 6 ans.

Sur les 24 cas qui constituent nos observations, 13 sont à forme apyrétique (dont 9 au-dessous d'un an). Tous étaient profondément infiltrés, sauf cependant dans l'observation XXI où les ganglions trachéo-bronchiques étaient seuls malades. La tuberculose était à peine soupçonnée, car ces enfants ressemblaient plutôt à des rachitiques maigres (Obs. XXI et XXIII) et à des athrepsiques.

La forme fébrile s'observe généralement chez des enfants plus âgés : dans nos observations nous avons constaté la fièvre 9 fois (les deux plus jeunes ayant 5 et 6 mois : Obs. V et Obs. VIII avec fièvre très modérée). Comme l'on percevait des râles de bronchite, quelquefois du souffle, ou de la toux, etc., on pensait à la bronchopneumonie, à la congestion pulmonaire, à la bronchite, etc.

Il reste à décrire la micropolyadénopathie de Legroux ou polyadénite périphérique. Au Congrès pour l'étude de la tuberculose, en 1888, Legroux a le premier attiré l'attention sur cet engorgement des ganglions du cou, des aisselles et des aines chez les enfants tuberculeux. Pour Legroux, ces ganglions étaient tuberculeux et leur constatation assurait le diagnostic. MM. Hutinel et Mirinescu (1) ont démontré la nature bacillaire de ces ganglions.

On rencontre des ganglions hypertrophiés dans la syphilis, la rubéole, la varicelle ou à la suite d'une irritation cutanée. M. Potier (2) a repris la question, et voici, résumées, ses conclusions : les ganglions hypertrophiques chez les enfants tuberculeux ne présentent pas toujours de

(1) Mirinescu. Polyadénite superficielle généralisée, *Thèse*, Paris, 1890.
(2) Potier. De la polyadénite chronique périphérique chez les enfants. *Thèse*, Paris, 1894.

lésions tuberculeuses. Dans certains cas ils renfermaient des bacilles; dans d'autres, pas de bacilles quoique les ganglions fussent hypertrophiés. Enfin, chez certains enfants manifestement tuberculeux, l'hypertrophie n'existait pas.

Il est donc impossible de considérer la micropolyadénopathie comme un signe pathognomonique. Suivant M. Potier, cette adénite est d'ordre irritatif; elle représente la résistance de l'organisme contre l'infection; elle précède l'infection tuberculeuse : celle-ci ne se fait que secondairement.

M. Marfan (1) a décrit une forme de tuberculose généralisée appartenant en propre à la première enfance; c'est, comme il l'a dénommée, la *tuberculose généralisée discrète, chronique, apyrétique, à point de départ thoracique.*

« Le point de départ le plus habituel de l'infection, dit-il, la région où les lésions sont les plus anciennes, ce sont les ganglions trachéo-bronchiques. Selon toute apparence, l'infection de ceux-ci s'est produite par inhalation. »

Il faut faire une mention spéciale à la tuberculose des ganglions trachéo-bronchiques seuls, à la phtisie ganglionnaire. C'est le cas de l'observation XXI où il s'agit d'une enfant de 17 mois dont le père est suspect. A l'entrée, elle présente de l'impétigo, de l'ecthyma et du rachitisme. Coqueluche (cas intérieur), mort au bout de 3 mois par broncho-pneumonie, suite de coqueluche. A l'autopsie on

(1) MARFAN. De la tub. des ganglions bronchiques et de la cachexie consécutive chez les enfants du premier âge. *Journ. de clin. et de thérap. infantiles*, 1894 (4 derniers numéros), 1895, n° 1.

constate la caséification des ganglions trachéo-bronchiques et un état lardacé des poumons,

Nous empruntons à M. Aviragnet (1) le tableau suivant résumant les formes cliniques de la tuberculose dans la première et dans la seconde enfance :

« I. *Tuberculoses latentes :*

a) Les unes ne peuvent pas être diagnostiquées ;

b) D'autres sont diagnostiquables : tuberculose des ganglions bronchiques, mésentériques, cervicaux, périphériques.

II. *Tuberculoses en évolution :* elles sont généralisées ou localisées.

A. *Tuberculoses généralisées.*

a) A marche chronique : tuberculose diffuse des bébés (Aviragnet), tuberculose généralisée chronique apyrétique (Marfan) ;

b) A marche aiguë ou subaiguë : granulie, phtisie galopante. Ces formes sont celles qu'on rencontre de préférence chez les tout jeunes enfants.

B. *Tuberculoses localisées :*

a) A évolution rapide : pneumonie caséeuse, broncho-pneumonie tuberculeuse aiguë :

b) A évolution lente : poumon, plèvre, ganglions trachéo-bronchiques (phtisie-ganglionnaire), tube digestif, foie, péritoine, méninges, cerveau, etc.

Il est exceptionnel de rencontrer une tuberculose absolument localisée chez l'enfant ; il est de règle en effet

---

(1) Aviragnet, Traité de Grancher, art. tuberculose, t. I, et son excellente *thèse*, 1892.

de trouver des lésions tuberculeuses dans plusieurs organes; mais s'il y a prédominance très manifeste du côté d'un organe, on est, ce nous semble, autorisé à localiser la tuberculose dans cet organe et à considérer les lésions tuberculeuses voisines comme des altérations récentes, opposées à l'ancienneté des autres. »

CHAPITRE VIII

TRAITEMENT ET PROPHYLAXIE

Non seulement le diagnostic précoce, mais même le diagnostic de la tuberculose établie est des plus délicats dans la première enfance. Dans l'étude de la symptomatologie et du diagnostic nous avons vu ces difficultés.

Supposons qu'on ait diagnostiqué la tuberculose, le traitement n'en serait pas moins très ingrat à cet âge-là. En effet, qu'y a-t-il à faire au sujet du traitement pharmaceutique? Rien ou presque rien, et la thérapeutique est bien impuissante ici.

Aussi le principal rôle, dans nos moyens d'action, est-il réservé à la prophylaxie et à l'hygiène.

C'est à elles qu'il faut s'adresser.

On ne peut rien contre la tuberculose par hérédité, contre l'hérédo-tuberculose, mais on peut beaucoup contre la tuberculose par contagion, a déjà dit M. Landouzy en 1885. « Nous sommes infiniment mieux armés contre la contagion que contre l'hérédité », écrit M. le Pr Grancher.

La tuberculose héréditaire étant une exception, la contagion, et surtout l'inhalation, restent la seule source étiologique de *cette lèpre* des temps modernes, comme on l'a appelée.

Et puisqu'elle est contagieuse, elle est *évitable*.

La première condition à remplir est, par conséquent, d'éviter à l'enfant la contagion, et celle-ci s'effectuant le plus communément par inhalation, il faut tout faire pour éloigner de lui le crachat tuberculeux. C'est le véritable ennemi ! C'est ce redoutable ennemi qu'il faut combattre.

L'idéal pour l'enfant serait de lui éviter la cohabitation avec ses parents, ou d'autres personnes phtisiques. Il faut l'*isoler*, et le confier à une nourrice *saine*, à la campagne.

La prophylaxie de la tuberculose infantile devrait comprendre, en plus de la protection contre une contagion immédiate, une série de moyens propres à relever l'état général des enfants (1).

Une mère tuberculeuse est doublement dangereuse à son enfant : par sa présence et par son lait (2). Elle ne devra pas le nourrir.

L'allaitement artificiel est à éviter pour tout enfant, plus spécialement pour des enfants de souche tuberculeuse. Ici, l'allaitement sera prolongé jusqu'à 18 mois ou 2 ans, et en cas d'accidents gastriques au moment du sevrage, il faut y revenir. On aura alors recours à une nourrice.

Le lait ne sera donné, si l'allaitement artificiel est inévitable, que bouilli ou stérilisé et à des heures réglementaires.

---

(1) Cette question a été récemment agitée et discutée au congrès de Berlin du 24 au 27 mai dernier.

(2) Voir : Instructions au public. Congrès de la Tub., 1888.

Cette hygiène alimentaire a pour but de ménager les fonctions digestives pour que les enfants puissent être suralimentés plus tard, si la tuberculose fait son apparition.

Si l'enfant doit habiter, pour une raison ou pour une autre, avec ses parents, ceux-ci éviteront de cracher par terre ou dans leurs mouchoirs. Ils se serviront d'un crachoir de poche facile à nettoyer, même plusieurs fois par jour, dans l'eau bouillante addititionnée de carbonate de soude. Les chambres ne seront pas balayées ni époussetées ; elles seront lavées ou essuyées avec la sarpillière humide.

Ils éviteront également de l'embrasser, de le caresser.

Quand il commencera à marcher, on veillera à ne pas le laisser se traîner par terre, ni jouer dans la poussière des jardins publics, ou porter à la bouche ses mains sales, ou divers autres objets.

Voilà ce que dit à ce sujet M. le Pr Landouzy :

« Nos habitudes d'élevage font du bébé une chose constamment manipulée, à toute heure du jour et de la nuit, dans un milieu où tout semble réuni (air confiné de la chambre, air enfermé dans les rideaux du berceau, etc.), pour condenser les éléments de contage. Est-ce que, jusqu'à deux ans, l'enfant n'est pas tributaire de soins incessants (coucher, lever, habiller, nourrir, embrasser, amuser, bercer, etc.) qui, multipliant à l'infini les contacts, mettent le contagionnable constamment en rapport avec la contagion, que celle-ci soit : poussières remuées, secouées, balayées et transportables d'une chambre infectée par l'expectoration d'un phtisique : cuiller, biberon, gobelet, serviette, mouchoir, éponge, aliments portés parfois des lèvres d'un phtisique à la bouche de l'enfant » (1).

---

(1) Landouzy. In *Revue de médecine*, 1891.

OBSERVATIONS

Observation I

(résumée).

D... Louis, âgé de 3 mois et demi, entré le 23 mai 1899, à l'hôpital des Enfants-Malades, crèche n° 13.

Antécédents héréditaires. — Père syphilitique; tousse depuis longtemps, pas d'hémoptysies.

Mère tousse et est soignée à la créosote.

Une fausse couche.

Un autre enfant de 7 mois.

Antécédents personnels. — Né à terme ; sein pendant 3 semaines, puis biberon avec du lait stérilisé.

État actuel. — Enfant maigre, athrepsique, tousse; rachitisme, cranio-tabès à gauche et à droite; hernie ombilicale; pas de diarrhée actuellement.

Pas de fièvre.

Diagnostic. — Gastro-entérite.

Décédé le 31 mai 1899.

Autopsie. — Ganglions médiastinaux caséeux; tuberculose des ganglions mésentériques; tuberculose intestinale; caverne énorme du sommet gauche, granulie du reste des poumons; un gros tubercule sur le bord droit du ventricule droit; rate énorme et granulique; foie idem; reins : quelques granulations. — Rachitisme crânien et thoracique, cranio-tabès considérable.

Observation II

(résumée).

P... Gaston, âgé de 4 mois, entré le 7 mars 1899 à l'hôpital des Enfants-Malades, crèche n° 14.

Antécédents héréditaires. — Père, 41 ans, interné à Clermont ; mère, 37 ans, bien portante.

Sur 7 enfants 5 sont morts, au dire de la mère, de méningite ou de convulsions (en bas âge).

Une fillette de 5 ans et demi.

Antécédents personnels. — Ophtalmie purulente des nouveau-nés. Nourri au biberon.

Début. — A commencé à tousser depuis 2 mois par quintes.

Diagnostic. — Broncho-pneumonie.

Apyrexie.

Décédé le 13 mars 1899.

Autopsie. — Gros ganglions tuberculeux du médiastin : abcès interlobaire à droite, masses caséeuses énormes dans les deux poumons ; rate semée de tubercules caséeux ; foie également ; reins rouges, sans tubercules.

Observation III

(résumée).

T... Émile, âgé de 4 mois, entré le 24 décembre 1898 à l'hôpital des Enfants-Malades, crèche n° 4.

Antécédents héréditaires. — Père 30 ans, bien portant.

Mère, à 29 ans, morte de tuberculose, a toussé pendant 9 mois.

Un enfant bien portant.

Antécédents personnels. — Né à terme ; nourri au biberon.

Depuis sa naissance dépérit, tousse et vomit.

Sort le 5 janvier pour rentrer le 20.

Apyrexie.

Diarrhée persiste depuis le 18 ; tousse toujours.

Diagnostic. — Athrepsie et tuberculose.

Décédé le 1er mars 1899.

Autopsie. — Ganglions tuberculeux du médiastin ; granulie récente du poumon, un foyer caséeux à la base gauche ; foie congestionné ; rate granulique ; poussière uratique dans un rein.

Observation IV

(résumée).

P... Marguerite, âgée de 5 mois, entrée le 4 février 1899 à l'hôpital des Enfants-Malades, crèche n° 5.

Antécédents héréditaires. — Père, mère bien portants.

Sur 8 enfants un mort à 9 mois de méningite.

Antécédents personnels. — Nourrie au biberon.

Début. — Malade depuis 15 jours; toux; diarrhée verte; vomissements.

État actuel. — Rien à l'auscultation; chapelet costal; hernie ombilicale.

Pas de fièvre.

Diagnostic. — Bronchite et gastro-entérite.

Mort le 12 février 1899.

Autopsie. — Ganglions caséeux du médiastin; foyer caséeux du poumon; granulie pulmonaire, hépatique, splénique; reins sains.

Observation V

(résumée).

S... Lucien, âgé de 5 mois, entré le 14 janvier 1899 à l'hôpital des Enfants-Malades, crèche n° 3.

Antécédents héréditaires. — Père, 43 ans, bien portant.

Mère, 28 ans, en traitement pour tuberculose depuis un an, actuellement mourante.

Sur 5 enfants un mort de diarrhée en 14 jours.

Antécédents personnels. — Au sein de la mère pendant le premier mois, puis au biberon.

Début. — Le 12 décembre par convulsions; toux, fièvre, vomissement.

Diagnostic. — Convulsions.

Fièvre.

Mort le 17 janvier 1899.

Autopsie. — Quelques adhérences au poumon droit ; ganglions tuberculeux, un caséeux ; granulie du poumon et foyer caséeux ; foie granulique ; congestion cérébrale ; plaque de méningite, granulations le long des vaisseaux et à la base.

Observation VI
(résumée).

V... Jeanne, âgée de 5 mois, entrée à l'hôpital des Enfants-Malades, le 25 janvier 1889, crèche n° 3.

Antécédents héréditaires. — Père inconnu.

Mère, 33 ans ; bronchite chronique depuis l'âge de 23 ans ; pas d'autre enfant.

Antécédents personnels. — Née à terme ; au biberon.

Malade depuis le 23 courant ; vomissements et diarrhée jaune ; érythème fessier.

État actuel. — Toux fréquente ; râles nombreux des deux côtés dans le poumon ; chapelet rachitique ; craniotables à l'occiput à gauche ; gros ventre, hernie ombilicale.

Pas de fièvre.

Diagnostic. — Gastro-entérite légère.

Décès le 6 février 1899.

Autopsie. — Ganglions paraissent *sains* ; granulie pulmonaire à droite avec foyer caséeux ancien ; rein droit sain ; rein gauche : hydronéphrose propagée par un calcul arrêté avant l'abouchement vésical ; urine troublée par une poussière jaune ; rein gauche énorme avec un calcul dur ; foie gras granulique ; rate saine. Dans le poumon foyer de broncho-pneumonie.

Observation VII
(résumée).

L.... Henri, âgé de 6 mois, entré le 17 janvier 1899 à l'hôpital des Enfants-Malades, crèche n° 7.

Antécédents héréditaires. — Père 47 ans en traitement pour tuberculose depuis 7 ans.

Mère, 38 ans, bien portante.

Un enfant mort à l'âge de 5 mois d'une bronchite; un autre à l'âge de 15 mois d'une méningite tuberculeuse.

Antécédents personnels. — A terme; au biberon.

Malade depuis 1 mois, diarrhée.

Pas de fièvre.

Diagnostic. — Athrepsie.

Décès le 24 janvier 1899.

Autopsie. — Ganglions caséeux énormes; granulie pulmonaire; granulations hépatiques très fines; ganglions mésentériques caséeux; plaque de méningite; rate granulée.

Observation VIII

(résumée).

L... Louise, âgée de 6 mois, entrée le 4 février 1899 à l'hôpital des Enfants-Malades, service de M. Comby, crèche n° 11.

Antécédents héréditaires. — Père mort de tuberculose au mois de décembre 1898.

Mère, 23 ans, bien portante.

Une autre enfant 2 ans soignée pour coqueluche et rougeole salle Henri Roger.

Antécédents personnels. — A terme; au biberon.

Début. — A eu la rougeole il y a 15 jours; tousse depuis. Actuellement desquamation sur tout le corps.

État actuel. — Enfant très maigre; toux fréquente.

Auscultation. — Souffle caverneux au sommet droit, râles sous-crépitants dans le reste du poumon; à gauche : respiration soufflante au sommet; râles fins dans le reste.

Fièvre modérée.

Diagnostic. — Tuberculose.

Décédée le 9 février 1899.

Autopsie. — Ganglions caséeux du médiastin; caverne à la partie moyenne du poumon droit. Rate grosse et granulique: poumon idem: uretères dilatés, pas d'urines en amont.

Observation IX
(résumée).

C... Louise, âgée de 8 mois, entrée le 2 février 1899 à l'hôpital des Enfants-Malades, service de M. Comby, crèche n° 2.

Antécédents héréditaires. — Père mort tuberculeux il y a 8 jours. Impossible de faire préciser la date du début de la maladie; alcoolique.

Mère morte également tuberculeuse il y a 6 semaines. Elle était malade depuis plus d'un an. Alcoolique.

5 enfants vivants.

Antécédents personnels. — A la mort de son père une tante l'a recueillie il y a 8 jours. La petite était au biberon et soignée par une sœur âgée de 14 ans et demi.

État actuel. — Vomissements très fréquents; 4 selles vertes le jour de l'entrée; gros ventre; rien à l'auscultation.

Le pourtour de l'orifice buccal est fissuré. Papules hypertrophiques des commissures labiales.

Fièvre.

Diagnostic. — Syphilis héréditaire. Tuberculose.

Décédée le 16 février 1899.

Autopsie. — Ganglions caséeux multiples. Poumon droit: noyau apoplectiforme du lobe inférieur.

Poumons non infiltrés de tubercules. Foie et rate granuliques.

Observation X
(résumée).

F... Roger, âgé de 9 mois, entré le 14 mars 1899 à l'hôpital des Enfants-Malades, crèche n° 13.

Antécédents héréditaires. — Père âgé de 37 ans, bien portant.

Mère, 36 ans, poitrinaire, tousse depuis 6 mois.

3 enfants ; les 2 aînées se portent bien.

Antécédents personnels. — Né à terme, nourri au sein maternel jusqu'à 7 mois ; depuis 2 mois lait de vache pur, 1 litre par jour.

Début. — Tousse depuis 2 mois ; pas de quintes ; vomissements après la toux ; n'ont pas cessé.

Diagnostic. — Diarrhée.

Apyrexie pendant son séjour à l'hôpital ; la température rectale oscillait entre 37°,4 et 37°,8.

Décédé le 25 mars 1899.

Autopsie. — 26 *mars.* — Ganglions caséeux du médiastin. Rate grosse et granulique. Gros tubercules jaunes dans le foie. Tubercules discrets des reins. Calculs des reins.

Observation XI
(résumée).

G... Georgette, âgée de 9 mois, entrée le 4 janvier 1899 à l'hôpital des Enfants-Malades, crèche n° 14.

Antécédents héréditaires. — Père mort avant la naissance de l'enfant (au mois d'avril 1898) de tuberculose.

Mère 31 ans, bien portante.

Sur 6 enfants 3 sont morts de miningite.

Antécédents personnels. — A terme ; au sein jusqu'à 3 mois, puis à biberon.

Début. — Toux depuis 2 mois et demi, a beaucoup maigri.

Pas de fièvre.

Diagnostic. — Tuberculose.

Décédée le 18 janvier 1899.

Autopsie. — Tubercules ganglionnaires du médiastin avec caséification. Adhérences du poumon droit au sommet, avec caverne ; à droite, cavernes et granulations ; lésions de pneumonie caséeuse ; à gauche, mêmes lésions moins marquées ; tuberculose intestinale avec ulcérations nombreuses sur les plaques de Peyer ; foie tub.

Observation XII
(résumée).

L..., Julien, âgé de 10 mois, entré le 25 mai 1899 à l'hôpital des Enfants-Malades, crèche n° 3.

Antécédents héréditaires. — Père inconnu.

Mère bien portante.

Pas d'autres enfants.

Antécédents personnels. — A terme ; 2 mois au sein, puis en nourrice.

Début. — Malade depuis 15 jours. Pas d'autres renseignements.

État actuel. — Fontanelle antérieure grande, chapelet costal. Craniotabes à droite. Inégalité pupillaire. Opisthotonos. Déviation conjuguée de la tête et des yeux à gauche.

Fièvre. — 39°,8 pour descendre peu à peu à 39°.

Quelques sibilances à l'auscultation.

Diagnostic. — Méningite.

Mort le 27 mai.

Autopsie. — Ganglions caséeux multiples autour des bronches. Cavernes pulmonaires et tubercules disséminés dans le reste des poumons. Foie gras et semé de gros tubercules jaunes dont plusieurs dans les voies biliaires. Rate énorme et granulique. Reins blancs et gros. Méningite de la base. Exsudat purulent. Foyer aberrant à la convexité le long des vaisseaux.

Observation XIII
(résumée).

A..., Georges, âgé de 10 mois, entré le 2 janvier 1899, crèche n° 6.

Antécédents héréditaires. — Père décédé à 43 ans d'une maladie de poitrine, était malade depuis 5 ans.

Mère 32 ans bien portante.

2 autres enfants bien portants.

Antécédents personnels. — A terme, au sein jusqu'à 9 mois.

Début. — Malade depuis le 25 décembre dernier, toux, diarrhée, mélæna depuis 2 jours.

État actuel. — L'enfant est amaigri, ventre gros, rate grosse, un foyer de râles sous-crépitants à gauche rien à droite.

Fièvre. — Température dépassant 39°.

Diagnostic. — Tuberculose.

Mort le 5 janvier 1899.

Autopsie. — Ganglions caséeux du médiastin surtout à gauche. Granulie pulmonaire disséminée. Noyau caséeux du poumon gauche, caverne au même. Râle énorme. Foie absolument gros. Reins énormes, blancs, très altérés, sans granulations.

Observation XIV

(résumée).

L... Claire, âgée de 10 mois, entrée le 21 juin 1899 à l'hôpital des Enfants-Malades, crèche n° 8 *bis*.

Antécédents héréditaires. — Néant.

Antécédents personnels. — A terme, nourrie au sein pendant 9 mois. Mal de Pott de la région dorsale (partie moyenne).

Décédée le 26 juin.

Diagnostic. — Gastro-entérite.

Fièvre.

Autopsie. — Adhérences de la plèvre gauche, foyer caséeux du poumon gauche. Énormes ganglions caséeux. Mal de Pott dorsal avec vertèbres caséifiées. Rate grosse avec périsplénite. Foie granulique. Reins gros sans granulations.

Observation XV
(résumée).

H... Madeleine, âgée de 10 mois, entrée le 4 janvier 1899 à l'hôpital des Enfants-Malades, crèche n° 1.

Antécédents héréditaires. — Père 32 ans, mère 28 ans, bien portants.

Un autre enfant né à terme, bien portant.

Une fausse couche de 3 mois.

Antécédents personnels. — A terme.

Nourrie au sein par la mère jusqu'à son entrée dans le service.

Début. — Malade depuis 6 semaines, sans fièvre.

État actuel. — Enfant pâle et très abattue; à la partie moyenne du poumon droit en arrière, des râles sous-crépitants à timbre métallique; en avant des râles nombreux et disséminés.

Température. — Matin 40°,5, soir 38°,2.

Décès le 5 janvier.

Autopsie. — Ganglions caséeux du médiastin. Un ganglion caverneux. Granulie dans les deux poumons. Foie gros et gras non granulique. Rate granulique.

Observation XVI
(incomplète).

H... Andrée, est entrée le 12 mai 1899 à l'hôpital des Enfants-Malades (service de M. Brun) à l'âge de 10 mois, pour des abcès multiples et pour un spina-ventosa double.

On se proposait d'intervenir lorsque les phénomènes de diarrhée se sont déclarés. On l'a fait passer dans le service de M. Comby, crèche n° 3. Pas de fièvre; 2 fois seulement elle a atteint 38°.

Diagnostic de diarrhée est confirmé.

Morte le 14 juin à l'âge de 11 mois 15 jours.

Autopsie. — Nombreux ganglions caséeux autour de la trachée et des bronches. *Poumon sain*. Adhérences et tubercules au foie. Rate, *idem*. Reins sains. Intestin couvert de grosses granulations. Appendicite tuberculeuse, adhérences péritonéales. Spina-ventosa des deux mains.

Observation XVII
(résumée)

F... Germaine, âgée de 11 mois, entrée le 12 mai 1899 à l'hôpital des Enfants-Malades, crèche n° 11.

Antécédents héréditaires. — Père inconnu.

Mère 18 ans, assez délicate.

Antécédents personnels. — Née à terme, nourrie au sein pendant 9 mois, à ce moment entre à Trousseau pour une pneumonie, 3 semaines, depuis au biberon.

Début. — Depuis 8 jours diarrhée verte qui a cessé le jour de son entrée. Tousse depuis 3 jours.

Diagnostic. — Grippe et ichtyose.

Température. — Tombe de 39°,6 à 38°,2, se maintient aux environs de 38° quelques jours, est dépassée ensuite.

Décès le 20 mai 1899.

Autopsie. — Ganglions caséeux énormes du médiastin et du mésentère. Rate énorme. Foie gras. Congestion pulmonaire. Estomac très dilaté. Pyélonéphrite.

Sinuosité et dilatation énorme de l'S iliaque qui se trouve porté dans la fosse iliaque droite avant de s'engager dans le petit bassin.

Observation XVIII
(résumée).

M... Auguste, âgé de 11 mois et 20 jours, entré à l'hôpital des Enfants-Malades le 5 janvier 1899, crèche n° 8.

Antécédents héréditaires. — Père serait mort tuberculeux à 34 ans.

Mère 38 ans, bien portante.

Sur 5 enfants, 1 mort-né et 1 mort à 4 mois et demi d'une bronchite.

Antécédents personnels. — A terme ; au biberon.

Début. — Il y a 15 jours, refroidissement, fièvre, vomissement et diarrhée.

Le lendemain de son entrée l'enfant est mort avant la visite. Le diagnostic par conséquent n'a pu être porté.

Fièvre?

Autopsie. — Ganglions caséeux du médiastin. Un noyau caséeux dans le poumon gauche. Rate granulique. Foie gras avec un tubercule jaune. Reins gros, mous et pâles.

Observation XIX
(résumée).

T... Léon, âgé de 14 mois, entré le 30 mai 1899, salle de Chaumont, lit n° 20.

Antécédents héréditaires. — Père, 27 ans, mère, 25 ans, rien de particulier.

Un frère de 4 semaines.

Antécédents personnels. — A terme, 4 mois au sein maternel, puis au lait stérilisé; biberon sans tube; ne marche pas; première dent à 13 mois.

Début. — Il y a 4 jours; vomissement, abattement, crie quand on le touche; pas de constipation; anorexie; toux.

État actuel. — Enfant très amaigri: ventre aplati et étalé: jambes en chien de fusil. Actuellement ne réagit pas quand on le touche ou quand on lui cause.

Toux grasse; nystagmus, strabisme, respiration irrégulière.

Auscultation. — Respiration rude et soufflante à gauche affaiblie à droite.

Diagnostic. — Méningite; séjour : 2 jours.

Décès, le 1er juin 1899.

Autopsie. — Le 2 juin, ganglions caséeux; granulie pulmonaire. Ganglion mésentérique tuberculeux.

Rate grosse et granulique; foie idem; reins avec quelques granulations; méningite basilaire; rien à la convexité.

Observation XX
(résumée).

G... Jeanne, âgée de 17 mois, entrée le 6 juin 1899 l'hôpital des Enfants-Malades, service de M. Comby, salle de Chaumont, n° 16.

Antécédents héréditaires. — Père, 37 ans; bronchite chronique depuis 6 ans.

Mère, 34 ans, bien portante.

Antécédents personnels. — A terme, au sein exclusivement jusqu'à 10 mois; sevrée définitivement à 15 mois; première dent à 4 mois; marche à 10 mois.

Maladie actuelle. — L'enfant est malade depuis le mois de décembre dernier; elle a eu d'abord *la rougeole* pendant trois semaines, ensuite une bronchite qui dure encore.

État actuel. — Amaigrissement; anorexie; sueurs nocturnes; toux très fréquente nuit et jour, un peu de diarrhée; fontanelle antérieure ouverte; l'enfant est très athrepsiée; ptosis léger à droite; la pupille droite ne réagit pas à la lumière; légère raideur de la nuque; ventre dur mais non rétracté; respiration irrégulière avec temps d'arrêt.

Auscultation. — Râles se crépitants surtout à droite et en arrière.

Fièvre.

Diagnostic. — Granulie.

Décédée le 8 juin.

Autopsie. — Faite le 9 juin donne :

Ganglions caséeux; granulie pulmonaire.

Rate énorme et granulique.

Foie *gros* et granulique.

Reins : un tubercule jaune.

Observation XXI
(résumée).

D... Marcelle, âgée de 17 mois, entrée le 13 décembre 1898 salle de Chaumont n° 40.

Antécédents héréditaires. — Mère bien portante.

Père bronchite chronique.

Deux autres enfants bien portants.

Antécédents personnels. — A terme, au sein jusqu'à 4 mois, puis au biberon.

Depuis 15 jours, conjonctivite.

Depuis 3 jours, adénopathie, angulo-maxillaire droite et écoulement de l'oreille du même côté.

État actuel. — Enfant maigre.

Pas de fièvre.

Signes de rachitisme, impétigo, ecthyma.

Rien à l'auscultation.

Diagnostic. — Ecthyma, impétigo, conjonctivite, rhino-pharyngite.

Coqueluche, le 3 janvier 1899 (cas intérieur).

Décès le 5 mars 1899.

Autopsie. — Ganglions caséeux du médiastin; broncho-pneumonie avec état lardacé.

Observation XXII
(résumée).

C... Victor, âgé de 19 mois, entré salle de Chaumont le 31 janvier 1899, mort le 31 janvier à 5 heures du soir.

Autopsie. — Ganglions caséeux du médiastin. Tuberculose caséeuse de la plèvre pariétale gauche. Broncho-pneumonie tuberculeuse. Foie énorme granulique. Rate granulique.

Observation XXIII

(résumée).

X... Alphonsine, âgée de 21 mois, entrée le 25 avril 1899 salle de Chaumont, n° 16.

Antécédents héréditaires. — Père mort de la poitrine il y a 1 mois et demi, toussait bien avant la naissance de cette enfant.

Mère, 22 ans, bien portante.

Un enfant de 4 ans né avant terme 7 mois bien portant, un enfant mort-né à 6 mois et demi.

Antécédents personnels. — Née à 7 mois, nourrie au sein jusqu'à 19 mois, première dent à 13 mois, commence à marcher, *rougeole* à 10 mois.

Histoire de la maladie. — A toujours été maladive depuis son sevrage, mais l'état s'est aggravé surtout depuis 1 mois et demi. Abattement. Somnolence. Prostation. Constipation. Pas de vomissements.

État actuel. — Pas de signes de rachitisme aux jambes.

Aplatissement latéral des côtes. Ventre gros. Rate grosse, mais rien d'appréciable à l'auscultation. Toux coqueluchoïde sans reprises.

Le cinquième jour de son entrée, les quintes apparaissent. La teinture de belladone est prescrite.

Diagnostic. — Rachitisme.

Pas de fièvre jusqu'au 1er mai. Depuis, fièvre à type hectique.

Décédée le 8 mai.

Autopsie. — Ganglions caséeux du médiastin. Broncho-pneumonie double. Calculs dans un rein. Foyer caséeux dans le cerveau avec hydrocéphalie ventriculaire.

Observation XXIV
(résumée).

Madeleine X..., âgée de 2 ans, entrée le 3 janvier 1899, salle de Chaumont, n° 24.

Antécédents héréditaires. — Parents bien portants.

Un garçon de 2 mois et demi idem.

Antécédents personnels. — A terme. Exclusivement au sein pendant les 3 premiers mois. Première dent à 1 an. Marche à 15 mois. A toujours eu la tête volumineuse.

État actuel. — Hypothermie 36°,5. Ni toux, ni constipation. Respirations irrégulières. Pouls petit et irrégulier. Pupilles dilatées.

Le 5 janvier on fait une ponction lombaire qui a amené 12 grammes d'un liquide parfaitement clair, et après la ponction aucune modification dans l'état général. L'enfant est dans le coma, les paupières closes, la respiration entrecoupée avec des arrêts, 39 à 40. Pouls petit.

Pas de fièvre.

Diagnostic. — Méningite tuberculeuse.

Morte le 8 janvier.

Autopsie. — Le 10 janvier.

Ganglions caséeux énormes du médiastin. Rate granulique pas grosse. Granulations très discrètes disséminées à la surface des circonvolutions. Hydrocéphalie ventriculaire. Exsudat louche à la base au niveau de l'isthme, plaques hortensia à la convexité.

TABLEAU SYNOPTIQUE DES OBSERVATIONS

N° D'ORDRE	SEXE — Fémin.	SEXE — Masculin	AGE	ANTÉCÉD. tub. — Père	ANTÉCÉD. tub. — Mère	FIÈVRE	DIAGNOSTIC porté pendant la vie	MALADIES INTERCURRENTES	ORGANES MALADES — Gangl. tr. br.	Poumons	Rate	Foie	Reins	Gg. mésentér.	Intestin	Cœur (péricarde)	Cerv. et méning.
			mois.														
1	»	1	3 1/2	1	1	»	Gastro-entérite.	»	1	1	1	1	1	1	1	1	»
2	»	1	4	»	»	»	Broncho-pneumonie. . .	»	1	1	1	1	»	»	»	»	»
3	»	1	4	»	1	»	Tuberculose.	»	1	1	1	»	»	»	»	»	»
4	1	»	5	»	»	»	Gastro-entérite. Bronchite.	»	1	1	1		»	»	»	»	»
5	»	1	5	»	1	1	Convulsions.	»	1	1	»	1	»	»	»	»	1
6	1	»	5	»	suspecte	»	Gastro-entérite légère. . .	»	»	1	»	1	»	»	»	»	»
7	»	1	6	1	»	»	Athrepsie..	»	1	1	1	1	»	1	»	»	1
8	1	»	6	1	»	modérée	Tuberculose.	»	1	1	1	»	»	»	»	»	»
9	1	»	8	1	1	1	S. H. Tuberculose. . . .	»	1	»	1	1	»	»	»	»	»
10	»	1	9	»	1	»	Diarrhée.	»	1	»	1	1	1	»	»	»	»
11	1	»	9	1	»	»	Tuberculose.	»	1	1	»	1	»	1	1	»	»
12	»	1	10	»	»	1	Méningite.	»	1	1	1	1	»	»	»	»	1
13	»	1	10	»	»	1	Tuberculose.	»	1	1	»	»	»	»	»	»	»
14	1	»	10	»	»	1	Gastro-entérite. Mal de Pott.	»	1	1	1	1	»	»	»	»	»
15	1	»	10	»	»	1	Broncho-pneumonie. . .	»	1	1	1	»	»	»	»	»	»
16	1	»	10	»	»	»	Diarrhée. Sp. ventosa. . .	»	1	»	1	1	»	»	1	»	»
17	1	»	11	»	»	1	Grippe.	»	1	»	»	»	»	1	»	»	»
18	»	1	12	1	»	?	?	»	1	1	1	1	»	»	»	»	»
19	»	1	14	»	»	»	Méningite..	»	1	1	1	1	1	1	»	»	1
20	1	»	17	suspect	»	1	Granulie.	Rougeole. .	1	1	1	1	1	»	»	»	»
21	1	»	17	suspect	»	»	Rachitisme. Impétigo. . .	Coqueluche.	1	»	»	»	»	»	»	»	»
22	»	1	19	?	?	?	?	»	1	1	1	1	»	»	»	»	»
23	1	»	21	1	»	»	Rachitisme.	Coqueluche.	1	»	»	»	»	»	»	»	1
24	1	»	24	»	»	»	Méningite..	»	1	»	1	»	»	»	»	»	1
	13	11				9	TOTAUX.		23	17	17	16	4	5	3	1	6

CONCLUSIONS

1° La tuberculose, tout à fait exceptionnelle dans les trois premiers mois, est plus fréquente qu'on ne l'a cru jusqu'ici dans le reste de la première enfance.

2° La tuberculose congénitale, c'est-à-dire la transmission directe du bacille de Koch, existe, mais est une rarissime exception.

3° Les enfants issus de parents tuberculeux héritent d'un terrain favorable au développement des maladies microbiennes.

4° La contagion de la tuberculose est évidente et admise par tous les auteurs.

5° Dans l'immense majorité des cas, les voies respiratoires sont la porte d'entrée du bacille.

6° La première localisation du bacille a lieu dans les ganglions trachéo-bronchiques, où il se développe ; les poumons ne sont infectés que secondairement.

7° Il n'y a pas de traitement de cette tuberculose. La prophylaxie est tout.

8° Il faut proclamer la nécessité de la guerre au crachat.

9° Les enfants de tuberculeux doivent être isolés de leurs parents et éloignés de tout foyer de contagion.

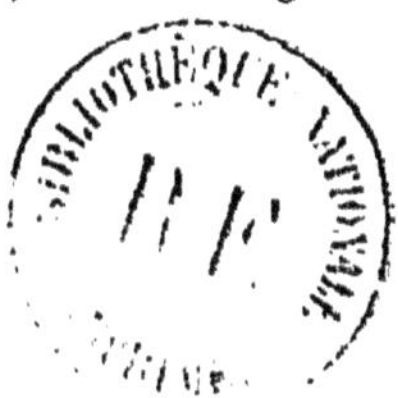

TABLE DES MATIÈRES

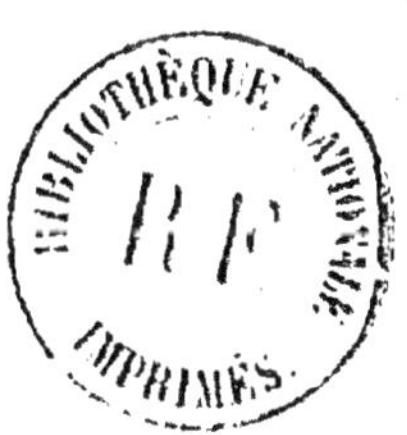

CHARTRES. — IMPRIMERIE DURAND, RUE FULBERT.

CHARTRES. — IMPRIMERIE DURAND, RUE FULBERT.

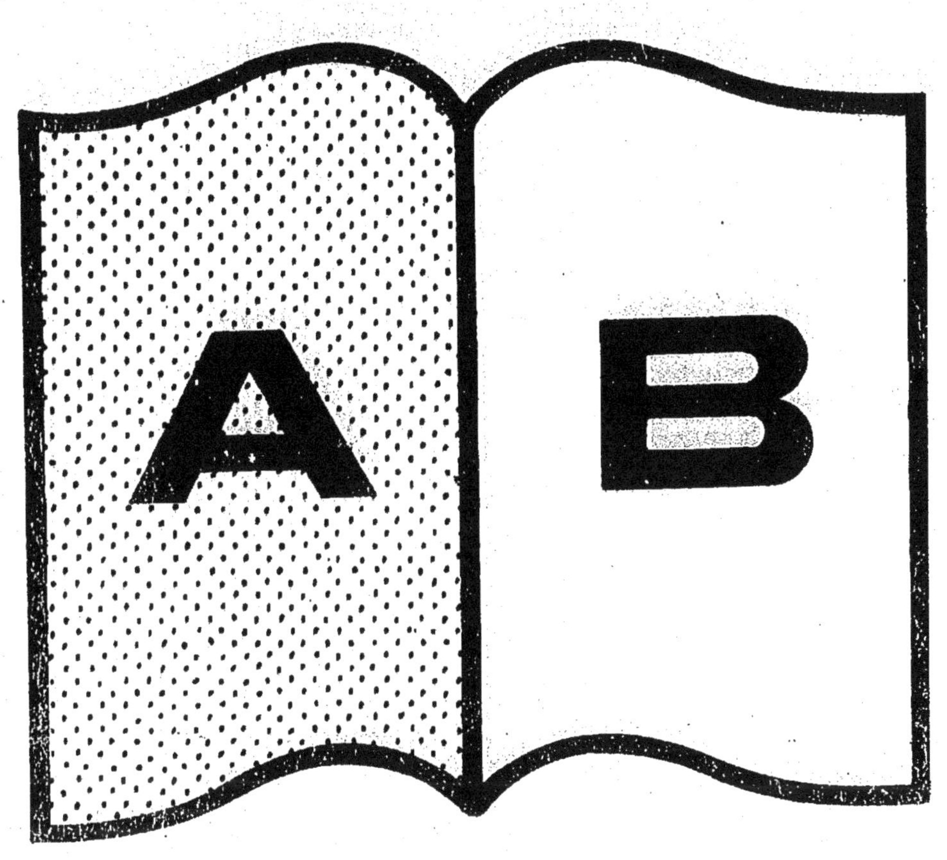

Contraste insuffisant

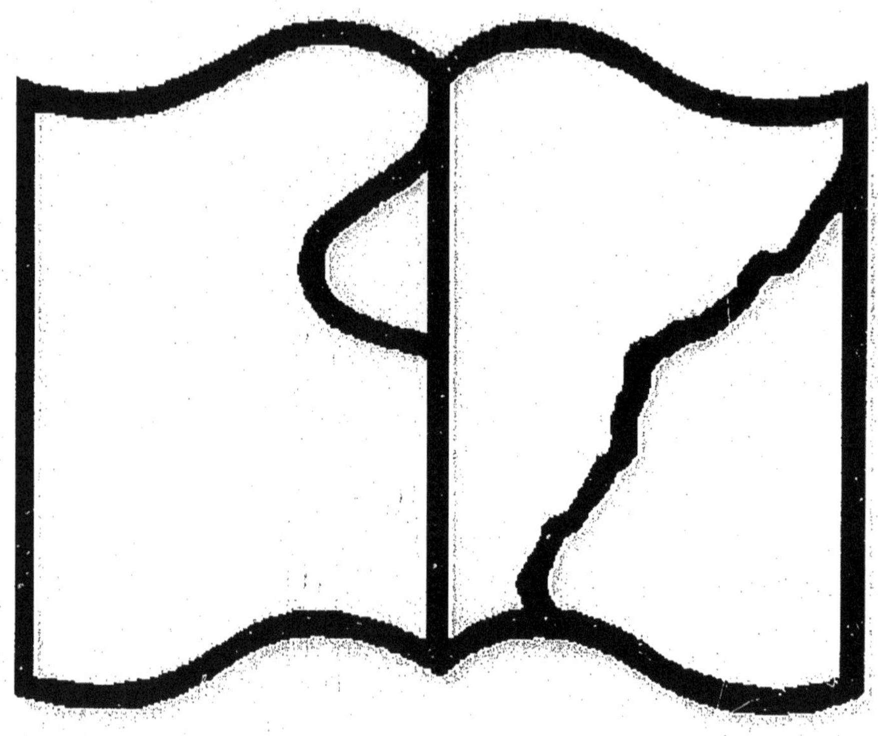

Texte détérioré - reliure défectueuse

NF Z 43-120-11

www.ingramcontent.com/pod-product-compliance
Ingram Content Group UK Ltd.
Pitfield, Milton Keynes, MK11 3LW, UK
UKHW020355230726
13925UKWH00003B/1138

9 782016 183953